Anaesthesiology and Resuscitation
Anaesthesiologie und Wiederbelebung
Anesthésiologie et Réanimation

87

Notfallversorgung in der Gynäkologie und Geburtshilfe

Bericht über das Symposion
am 28. und 29. September 1973 in Mainz

Herausgegeben von
F. W. Ahnefeld und M. Halmágyi

Mit 33 Abbildungen

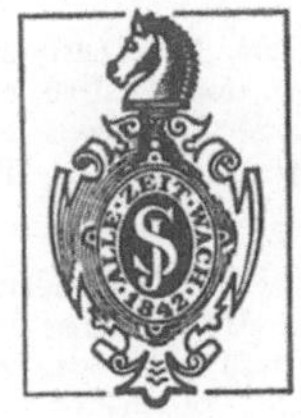

Springer-Verlag Berlin Heidelberg New York 1975

ISBN-13: 978-3-540-07110-5 e-ISBN-13: 978-3-642-46322-8
DOI:10.1007/ 978-3-642-46322-8

Softcover reprint of the hardcover 1st edition 1975

Library of Congress Cataloging in Publication Data. Main entry under title: Notfallversorgung in der Gynäkologie und Geburtshilfe. (Anaesthesiologie und Wiederbelebung; 87). Bibliography: p., Includes index. 1. Gynecology - Congresses. 2. Obstetrics - Congresses. 3. Medical emergencies - Congresses. I. Ahnefeld, Friedrich Wilhelm, ed. II. Halmágyi, Miklós, ed., III. Series: Anaesthesiology and resuscitation; 87. RG31.N685 618 74-32303

Vorwort

Der Anaesthesist wird in der Gynäkologie und Geburtshilfe nicht selten mit Notfällen konfrontiert, die innerhalb kurzer Zeit operationsfähig gemacht werden müssen, und bei denen die Narkosetechnik sowie die intra- und postoperative Infusionsbehandlung von entscheidender Bedeutung für die Überwindung der kritischen Situationen sind.

Bei der dringlichen Sectio ist ein programmiertes Zusammenwirken von Anaesthesist und Geburtshelfer Grundlage für das Überleben von Mutter und Kind. Die Prophylaxe und Therapie der Gestosen erfordert eine gleiche Kooperation unter Einbeziehung intensivtherapeutischer Maßnahmen.

Die mannigfachen Aufgaben, die sich aus den unterschiedlichen Notsituationen ergeben, setzen einen ständigen Erfahrungsaustausch voraus. Der Anaesthesist muß das therapeutische Methodenreservoir und die Indikationen des Gynäkologen und Geburtshelfers kennen, umgekehrt müssen Gynäkologen und Geburtshelfer über die Möglichkeiten informiert werden, über die der Anaesthesist zur Aufrechterhaltung oder Wiederherstellung vitaler Funktionen verfügt, um damit die kausale Therapie zu unterstützen.

Während dieses Symposiums haben beide Fachgebiete über die heute verfügbaren Möglichkeiten berichtet und die Notwendigkeit der Zusammenarbeit bestätigt. Die Referate und die Diskussion vermitteln einen Überblick und Empfehlungen für das therapeutische Vorgehen bei Notfällen, sie kennzeichnen aber auch Ansatzpunkte für eine Verbesserung der Versorgung von Notfallpatienten, an der sich beide Fachgebiete beteiligen müssen.

Wir möchten annehmen, daß das Symposium damit den von uns angestrebten Zweck erfüllt hat.

Mainz/Ulm, August 1974 Die Herausgeber

Inhaltsverzeichnis

Verzeichnis der Referenten

BECK, L., Prof. Dr., Universitätsfrauenklinik Düsseldorf

DICK, W., Prof. Dr., Department für Anaesthesiologie der Universität Ulm

HARKANYI, I. Dr., II. sz. Nöi-klinika, Üllöi ut 78/a, Budapest/Ungarn

JONATHA, W., Prof. Dr., Department für Gynäkologie und Geburtshilfe der Universität Ulm

KREUSCHER, H., Prof. Dr., Institut für Anaesthesiologie der Universität Mainz

KRENN, H., Dr., Institut für Anaesthesiologie der Universität Wien

KRYSTOF, G., Dr.,Institut für Anaesthesiologie der Universität Wien

LACKNER, F., Dr., Institut für Anaesthesiologie der Universität Wien

LANGREHR, D., Dr., Allgemeine Anaesthesie Abteilung am Zentral-Krankenhaus Bremen-Nord

NOLTE, H., Prof., Dr., Institut für Anaesthesiologie Stadt- und Kreiskrankenhaus des Zweckverbandes Minden/Westf.

RATHGEN, G., Prof. Dr., Klinik für Geburtshilfe und Frauenkrankheiten der Universität Mainz

SEHHATI, G., Dr., Institut für Anaesthesiologie der Universität Mainz

SPORN,P.,Dr.,Institut für Anaesthesiologie der Universität Wien

Notfälle in der Gynäkologie und Geburtshilfe

Von L. Beck

I. Geburtshilfliche Notfallsituationen bei der Mutter

Aufschlüsse über die Art schwerer geburtshilflicher Notfallsituationen bei der Mutter sind den zusammenfassenden Berichten über die Müttersterblichkeit zu entnehmen. So zeigt ein Vergleich der mütterlichen Todesfälle in den USA des Jahres 1963 (1418 Todesfälle) mit denen des Jahres 1967 (987 Todesfälle) einen eindeutigen Rückgang vor allem der Todesfälle infolge von Blutungen. Schwangerschaftstoxikose (EPH-Gestose), Infektionen und Blutungen sind weiterhin als die häufigsten Todesursachen anzusehen (Abb. 1).

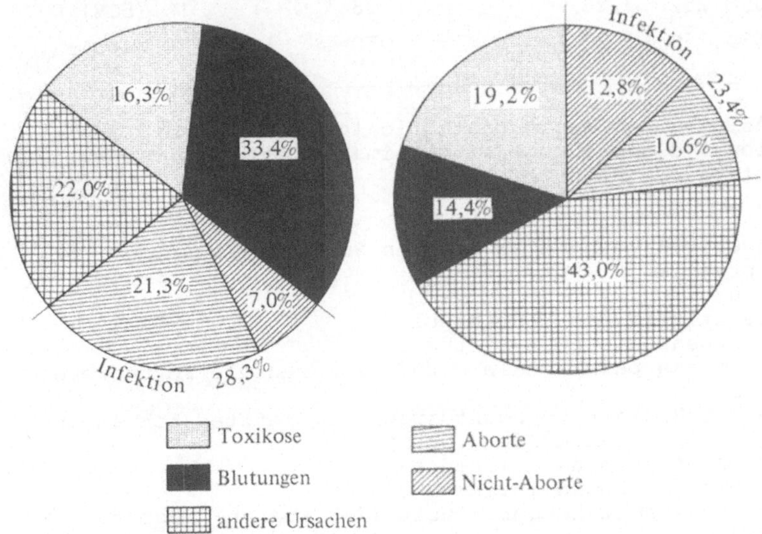

Abb.1. Links: Mütterliche Todesursachen entsprechend einer Aufstellung über die Müttersterblichkeit bei 1418 Todesfällen in den USA des Jahres 1963 (aus: EASTMAN, N.J., HELLMAN, L.M.: Obstetrics, 13. Aufl. New York: Appleton-Century-Crofts, 1966). Rechts: Die Müttersterblichkeit bei 987 Todesfällen in den USA des Jahres 1967 (Vital Statistics of the United States, 1967, Vol. II - Mortality, Part A, Table 1 - 15, National Center for Health Statistics, HSMHA, U.S. Department of Health, Education and Welfare)

Aus der Landesstatistik über mütterliche Sterbefälle in England und Wales der Jahre 1952 bis 1966 ist ein deutlicher Rückgang der mütterlichen Sterbefälle ersichtlich (von 0,56 auf 0,20/ 1000 Geburten). Der Anteil der anaesthesiebedingten Todesfälle liegt zwischen 10 und 20%. Interessant ist, daß die anaesthesiebedingten Todesfälle im Verhältnis ansteigen, die vermeidbaren anaesthesiebedingten jedoch absinken (Tabelle 1).

Tabelle 1. Mütterliche Mortalität, CRAWFORD England und Wales 1952-1966

Zahl der Geburten		Gesamte mütterliche Mortalität auf 1000 Geburten	Anaesthesie-bedingte Mortalität	Vermeidbare anaesthesiebedingte Mortalität
1952-54	2.079.275	0,56	49	
1955-57	2.140.376	0,43	31	24 (77%)
1958-60	2.322.229	0,33	30	24 (80%)
1961-63	2.550.252	0,26	28	1% (50%)
1964-66	2.630.150	0,20	50	24 (48%)

Aus Anaesthésie et analgesie obstétricales, Rapport du XXIIe Congrès National d'anesthésie et réanimation 30 mars - 1er avril 1972 Librairie Arnette, Paris

Ursachen schwerer Blutungen im letzten Schwangerschaftsdrittel:
1. Placenta praevia
2. Uterusruptur
3. Hoher Cervixriß in das Uteringebiet
4. Schwere Uterusatonie post partum
5. Blutungen in das pararectale - und ischorectale Fettgewebe post partum
6. Blutungen mit Blutgerinnungsstörungen im letzten Schwangerschaftsdrittel und unter der Geburt:
   a) Vorzeitige Lösung der Placenta
   b) Amnionitis mit Toxineinschwemmung
   c) Geburt eines seit längerer Zeit (2-3 Wochen) abgestorbenen Kindes
   d) Fruchtwasserembolie.

Die Häufigkeit der Eklampsie-Todesfälle überrascht, da bekannt ist, daß Eklampsiefälle in den letzten 20 Jahren bedeutend zurückgegangen sind und die Eklampsie durch eine gute Schwangerschaftsbetreuung vermieden werden könnte. Die Frage des aktiven oder konservativen Vorgehens bei Fällen mit Eklampsie aus mütterlicher und/oder kindlicher Indikation stellt sich je nach den Möglichkeiten der Behandlung immer wieder neu. Eine schwere Eklampsie stellt nach wie vor eine hohe Lebensgefährdung für die Mutter dar, die durch eine Sectio noch erheblich verstärkt wird. Die Einschränkung der Narkosefähigkeit einer Patientin mit Eklampsie ist dabei nicht das ausschlaggebende Problem, sondern die Gefahr der Oligurie und Anurie und des Zusammenbruchs des Stoffwechsels. Da diese Komplikationen nur schwer vorhersehbar und überschaubar sind, ist eine vaginale Entbindung bei schwerer Eklampsie auch auf Kosten des Kindes zur Erhaltung des mütterlichen Lebens unter Umständen angezeigt.

II. Fetale Notfallsituationen

Hier sollen nur die Gesichtspunkte hervorgehoben werden, die für den Anaesthesiologen von Bedeutung sind. Nichtvorhersehbare akute Notfälle des Fetus ohne gleichzeitige Notfallsituationen bei der Mutter gibt es nur selten, z.B. beim Nabelschnurvorfall oder durch eine Placentainsuffizienz ohne Bindung an eine EPH-Gestose oder einen Diabetes mellitus. Plötzliche Notfallsituationen, die eine eilige Entbindung aus fetaler Indikation erforderlich machen, sind in den letzten Jahren immer seltener geworden. Wie aus Tabelle 2 hervorgeht, wurde aus akuter kindlicher Notsituation im Jahre 1972 an der Düsseldorfer Universitäts-Frauenklinik nur in 7 Fällen - das entspricht 5,8% aller Kaiserschnitte - eine Sectio caesarea durchgeführt.

Tabelle 2. Indikation zur Sectio unter der Geburt an der Universitätsfrauenklinik Düsseldorf 1972

Ohne Fetal Distress		N	%
Röntg.Ges.Mißverhältnis		14	11,8%
Klin.Verdacht auf Mißverhältnis		10	8,3%
Pathol.Kopfeinstellung		8	6,6%
Wehenstörungen		7	5,8%
	Gesamt	39	32,5%
Praeventiv Kindl. Indikation		N	%
Subakut		16	13,2%
Akut		9	7,4%
Vital Kindl. Indikation		7	5,8%
	Gesamt	32	26,4%

Hier muß betont werden, daß diese Fälle zum Teil vermeidbar gewesen wären. Durch die kontinuierliche Registrierung der kindlichen Herztöne und der Wehentätigkeit, evtl. unter Zuhilfenahme der Mikroblutanalyse, sind wir in der Lage, kindliche Gefahrenzustände rechtzeitig zu erkennen, so daß eine eilige Entbindung, bei der das Leben des Kindes von der Schnelligkeit der geburtshilflichen Operation abhängt, nurmehr äußerst selten notwendig werden sollte. Die Notfallsectio im Kreißsaalbett sollte der Vergangenheit angehören. Diese Entwicklung ist für die Anästhesie in der Geburtshilfe von besonderer Wichtigkeit, da die anaesthesiologischen Komplikationen bei dringlichen operativen Entbindungen unter Zeitnot ansteigen, vor allem, wenn auf den Anaesthesisten wegen einer entsprechenden Rufzeit nicht gewartet werden kann und dann ein in der Anaesthesie nicht kompetenter Arzt die Narkose durchführt.

III. Notfälle in der Gynäkologie

1. Blutungen, die zu akuten Notfällen führen
   a) Intraabdominale Blutungen:
      1. Ruptur bei Eileiterschwangerschaft, Tubarabort
      2. Ruptur eines cystischen Corpus luteum
      3. Ruptur einer Vene bei Uterus myomatosus oder Adnextumor
      4. Extragenitale Blutungen (Milzaneurysma, Leberruptur)
      5. Blutungen nach Verletzungen, penetrierende Körperverletzungen)
      6. Blutungen mehrere Tage nach gynäkologischen Laparotomien;
   b) Schwere Blutungen (mit Notfallsituationen) bei einer gynäkologischen Operation:
      1. Verletzung großer Gefäße bei der Lymphonodektomie(Iliacalgefäße, Inguinalgefäße, Gefäße der Axilla und des Subclavia-Bereiches)
      2. Blutungen im Gefolge von Blutgerinnungsstörungen, die während der Operation eintreten.

2. Ileus
   a) Durch gynäkologische Tumoren mechanisch bedingter Ileus;
   b) strahlenbedingter Ileus (aktinische Rectum- und Sigmaveränderung, Dünndarm- und Dickdarmgestosen).

3. Ileus und Peritonitis
   a) Akute Adnexitis mit Ruptur eines Tuboovarialabscesses und diffuser Peritonitis (schwierig kann die Differentialdiagnose zu chirurgischen Erkrankungen wie Appemdicitis,Darmperforation u.a. sein);
   b) postoperativ
      1. Nahtdehiszenz im Operationsgebiet,im Bereich des Genitale mit Entzündung, diffuser Peritonitis und paralytischem Ileus
      2. Störung des Wasser- und Elektrolythaushaltes, Eiweißverluste
      3. Bei der gynäkologischen Operation unerkannte Darmverletzung mit diffuser Peritonitis.

IV. Zusammenarbeit zwischen Anaesthesisten und Gynäkologen

Die Diskussion über die Verantwortung der Anaesthesie im Kreißsaal wird vom Anaesthesiologen und vom Gynäkologen häufig mit unterschiedlichen Argumenten geführt. Der Gynäkologe steht im Kreißsaal vor der Notwendigkeit, u.U. einen für die Mutter und für das Kind notwendigen Eingriff ohne Verzug durchführen zu müssen. Der Anaesthesiologe besteht mit Recht darauf, daß der für die Geburtsleitung verantwortliche Arzt nicht zusätzlich und gleichzeitig eine differenzierte Narkose durchführen kann. Empfehlenswert ist ein 24stündiger Anaesthesiedienst für die Geburtshilfe, wobei der Anaesthesist wie der Geburtshelfer bei jeder Geburt im Kreißsaal sind. Diese Regelung ist z.Z. sicher nur an wenigen geburtshilflichen Abteilungen möglich. Die Empfehlung für die Praxis geht dahin, daß in Zukunft mehr Anaesthesiologen auf dem Gebiete der geburtshilflichen Anaesthesie ausgebildet und für die Anaesthesie im Kreißsaal zur Verfügung stehen müssen. Der Gynäkologe aber sollte eine Grundausbildung auf dem Gebiete der Anaesthesie erhalten, um in Eilfällen, wenn kein Fachanaesthesist vorhanden ist, in der Lage sein, bei narkosebedingten Zwischenfällen die lebenswichtigen ersten Maßnahmen unverzüglich einzuleiten. Zahlreiche anaesthesiebedingte Todesfälle gehen auf das Konto eines in der Anaesthesie unerfahrenen Arztes; Notfälle in der Anaesthesie können sich beim Unerfahrenen für die Mutter deletär auswirken. Eine Reduzierung der Müttersterblichkeit und eine bessere Beherrschung der Notfallsituationen in der Geburtshilfe und Gynäkologie ist wesentlich von der Zusammenarbeit zwischen Anaesthesiologie, Geburtshilfe und Gynäkologie abhängig.

Sofortmassnahmen bei gynäkologischen und geburtshilflichen Notfallpatienten ausserhalb der Klinik

Von G. Sehhati und H. Nolte

Bei der Behandlung von Notfallpatienten in der Geburtshilfe und Gynäkologie bedarf es ganz besonders der raschen Feststellung der Diagnose und Einleitung der therapeutischen Maßnahmen.Die Patienten sind in zweierlei Hinsicht gefährdet:
1. Infolge akut einsetzender intra- und extraabdomineller Blutungen, die innerhalb von wenigen Minuten vitale Funktionen beeinträchtigen können.
2. Infolge fehlenden Instrumentariums oder Nichtbeherrschens geburtshilflicher Maßnahmen.

Zu beachten sind die wichtigsten und häufigsten Krankheitsbilder in der Gynäkologie und Geburtshilfe, mit denen der Notarzt täglich konfrontiert werden kann.

I. DIE GYNÄKOLOGISCHE NOTFALLSITUATION UND DEREN SOFORTMAßNAHMEN:

1. Blutung nach außen

Solche Blutungen sind stets durch fortgeschrittene Collum-Carcinome verursacht, die bei Abstoßen von Nekrosen und Arrosion von Gefäßen entstehen können, oder durch Unfallverletzungen mit traumatischer Schädigung des äußeren Genitals.

Sofortmaßnahmen:
a) Je nach Blutungsausmaß feste Tamponade der Vagina (Anvitoff, Ugorol)
b) Kreislauf stabilisieren (Infusion)
c) Hämostyptica (Clauden 10-20 ml i.v.)
d) Schmerzstillung (Novalgin 1-2 ml langsam i.v.)
e) Klinikeinweisung (schnellster Transport in die nächstgelegene operationsbereite Klinik).

Kein Morphin, Dolantin; keine orale Flüssigkeit, keine Kreislaufmittel.

2. Blutungen nach innen

Z.B. bei intraabdominellen Blutungen aus Follikelzysten, Corpus luteum-Cysten oder Uterusperforationen usw.

Sofortmaßnahmen
a) Kreislauf mobilisieren (Infusion)
b) Schmerzbekämpfung
c) Telefonische Benachrichtigung des Krankenhauses

d) Sofortige Einweisung unter ärztlicher Begleitung
e) Während des Transportes Hochlagerung der Beine, evtl. Sauerstoffzufuhr.

Kein Morphin, Dolantin, keine Kreislaufmittel.

II. DIE GEBURTSHILFLICHEN NOTFALLSITUATIONEN UND DEREN SOFORTMAßNAHMEN

1. In der Schwangerschaft

a) Im 1. und 2. Trimenon Abort mit starken lebensbedrohlichen Blutungen, septischer Abort. Hier ist darauf zu achten, daß eine artefizielle Manipulation ausgeschlossen wird.

Sofortmaßnahmen
1. Bei nicht unmittelbar bedrohlichen Blutungen: Infusion und Krankenhauseinweisung.
2. Bei lebensbedrohlichen Blutungen: erst Patient transportfähig machen, rasche Infusion an mehreren Stellen gleichzeitig, evtl. Universal-Spenderblut (O rh negativ) transfundieren. Sofortige Krankenhauseinweisung unter ärztlicher Begleitung.
b) Im 3. Trimenon finden sich häufig Placenta praevia und die vorzeitige Lösung.

Sofortmaßnahmen
Volumenersatz, Schmerzbekämpfung, rascher und schonender Transport in die Klinik unter ärztlicher Begleitung, nach vorheriger telefonischer Benachrichtigung des nächstgelegenen Krankenhauses.

Großer Blutverlust von mehr als 20% des Blutvolumens führt zu mehr oder weniger ausgeprägter Schocksymptomatik. Bei jeder Blutungsart ist dringend zu empfehlen, einen sofortigen i.v.-Zugang mit weitvolumiger Kanüle zu schaffen und Volumenersatz anzubieten. Tabelle 1 zeigt die verschiedenen Möglichkeiten des Volumenersatzes. Je nach Ausgangslage können Verluste bis zu 1000, maximal 1500 ml allein durch kolloidale Volumenersatzmittel ausgeglichen werden.

In gewissen geburtshilflichen Situationen, z.B. bei retroplacentarem Hämatom bzw. vorzeitige Lösung der Placenta, bei Fruchtwasserembolie sowie "missed abortion" kann es zur Hypo- oder Afibrinogenämie der Mutter kommen. Unstillbare Blutungen sind neben Uterusatonie immer verdächtig auf das Vorliegen dieser schweren, lebensbedrohlichen Gerinnungsstörung.Macrodex ist hier wegen seiner blutgerinnungsstörenden Eigenschaft kontrainduziert; weitere therapeutische Maßnahmen bei jeder Koagulopathie sollten in der Klinik eingeleitet werden.
Weitere Notfallsituationen in der Schwangerschaft bestehen außerdem bei Patienten mit Toxikose, z.B. bei Eklampsie. Die durch Arteriolenspasmus und Hirnödem ausgelösten tonisch-klonischen Krämpfe beinhalten die Gefahr der zentralen und peripheren Atemstörung, unter Umständen Aspiration.

Tabelle 1. Verschiedene Möglichkeiten des Volumenersatzes

A Volumenersatz durch Blut
B Volumenersatz durch Plasma:
1. Frischplasma
2. gelagertes Pool-Plasma bei 32°C (gealtertes Plasma)
3. Humantrockenplasma
4. Pasteurisierte Plasmaproteinlösung (PPL 11)
5. Albumin

C Volumenersatz durch künstliche kolloidhaltige Infusionslösungen:
1. Dextran:
   a) Macrodex
   b) Rheomacrodex
2. Gelatine:
   a) OPG (Oxypolygelatine)
   b) MFG (Modifizierte flüssige Gelatine
   c) durch harnstoffbrückenvernetzte Gelatine
3. PVP (Polyvinylpyrrolidon)
4. Stärke (Hydroxyäthylstärke)
5. Alginon
6. Levan

D Volumenersatz durch kolloidfreie Lösungen:
1. Elektrolytlösungen:
   a) isotone Lösungen
   b) hypertone Lösungen
2. Nicht-Elektrolytlösungen

Sofortmaßnahmen
1. Sedierung (zur Verminderung der Krampfbereitschaft)
2. Bei Auftreten von Krämpfen i.v.-Gabe von Barbituraten oder Valium zur Unterbrechung des Krampfzustandes
3. Ausschaltung von Licht und Lärmreizen
4. Schutz vor Zungenbiß (Gummikeil in den Mund einführen)
5. NaCL-freie Infusion (Glucose, Laevulose)
6. Blutdrucksenkende Mittel (bei bedrohlichem Hypertonus)
7. Freihaltung der Atemwege und Sicherung ausreichender Ventilation
8. Transport in das Krankenhaus unter ärztlicher Begleitung.

2. Die Notgeburt

Zu beachten sind:

a) Bei der Mutter
Beherrschung und Anwendung der mindestgeburtshilflichen Maßnahmen, z.B. Dammschutz bzw. Episiotomie, sowie Schmerzausschaltung während der Geburt, postpartaler Expressionsversuch der Placenta und Gabe von Uteruskontraktionsmitteln, z.B. Synthocinon, Methergin oder Orastin.

Postpartale Blutungen sind bei der Mutter verursacht:
1. durch Lösungs- und Kontraktionsstörungen
2. Cervix- und Vaginalrisse, Darmrisse

3. Retention von Placentaresten
4. Koagulopathien.

Sofortmaßnahmen
1. Nach Möglichkeit systematisches Vorgehen zur Klärung der Ursache
2. Ausreichenden Volumenersatz anbieten (Blut, Infusionen)
3. Bei atonischen Blutungen Synthocinon 5-10 E i.v., Oxythocin-Tropf mit 20 und mehr Einheiten in 500 ml Glucoselösung
4. Bimanuelle Kompression des Uterus
5. Kompression der Bauchaorta.
Keinen Transport im schweren Schock, Anlegen von Parametrien-Klemmen, Uterus-Tamponade.

b) Beim Kind
Sofortige Abnabelung und Freimachen der Atemwege durch steriles Einmalabsaugbesteck.
Nach vorausgegangenen intrauterinen Störungen, aber auch bei mangelhafter Expression des Inhaltes der oberen Luft- und Speisewege kann es zu einer massiven Aspiration kommen, die durch rechtzeitiges und sicheres Absaugen vermieden werden kann. Man sollte also das Intubieren der Trachea mit Hilfe eines Laryngoskopes beherrschen (Abb. 1).

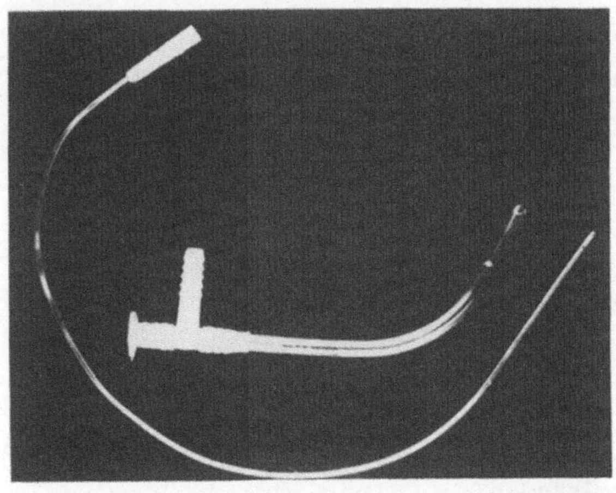

Abb. 1. Endotrachealtubus mit "T-Stück" für O_2-Insufflation und Absaugung mit dazugehörigem Absaugkatheter

Ein neu entwickeltes Besteck, mit dem gleichzeitig Sauerstoff insuffliert und Sekret abgesaugt werden kann. Schutz vor Abkühlung durch Wärmestrahler oder Heizkissen.

Die Lebensfähigkeit des Kindes wird durch das Apgar-Schema beurteilt (Tabelle 2). Hier müssen nach der Geburt Herzfrequenz, Atmung, Muskeltonus und Hautfarbe beurteilt werden.

Tabelle 2. Apgar-Schema zur Beurteilung des Neugeborenen 1 Minute nach der Geburt (die für das Kind zutreffende Rubrik ankreuzen und Punktzahl eintragen

	0 Punkt	1 Punkt	2 Punkte	Zahl der Punkte
Herzschlag	kein	verlangsamt unter 100/Min	über 100/Min	
Atmung	keine	verlangsamt unregelmäßig	normales Schreien	
Muskeltonus	fehlt	schwache Bewegung der Extremitäten	Aktive Bewegung der Extremitäten	
Reflex-Reizbarkeit (durch Klipsen der Fußsohle)	keine	Schreien	Kräftiges Schreien	
Farbe	blau-weiß	Körper rosig Extremitäten blau	völlig rosig	
			zusammen	

Der Apgar-Wert muß 10 Punkte erreichen. Liegt der Apgar-Wert bei 6 oder darunter, sollte das Neugeborene blind gepuffert werden, z.B. mit Natriumbicarbonat durch die Nabelvene und umgehend in die Betreuung von Pädiatern oder Perinatalogen überwiesen werden.

GEBURTSHILFLICHE INDIKATIONEN ZUR KLINIKEINWEISUNG (RISIKOFÄLLE NACH HELLER)

<u>Alle Risikogeburten gehören in die Klinik!</u>

Risikogeburten sind:

a) Aus geburtshilflichen Gründen:

1. Enges Becken, auch leichteren Grades
2. Mißverhältnis
3. Regelwidrige Kindeslage
4. Mehrlingsschwangerschaft
5. Drohende oder in Gang befindliche Frühgeburt
6. Übertragung (290 Tage post menstruationem und mehr)
7. Blutungen in den letzten Schwangerschaftswochen
8. Blutungen unter der Geburt
9. Gestosen auch leichteren Grades
10. Fieber unter der Geburt
11. Hydramnion
12. Erstgebärende über 35 Jahre
13. Mehrgebärende über 40 Jahre

14. Fünft- und Mehrgebärende
15. Prothrahierte Geburt (Geburtsdauer über 12 Stunden)
16. Zustand nach Sectio
17. Zustand nach vorangegangener Geburt eines Riesenkindes.

b) Aus allgemeinen genitalen Gründen:
1. Schwangerschaft nach reproduktiver Insuffizienz
2. Uterusmißbildungen (nach Operationen)
3. Zustand nach gynäkologischen Operationen
4. Schwangerschaft bei gleichzeitig bestehenden Genitaltumoren.

c) Aus extragenitalen Gründen
1. Blutgruppeninkompatibilität
2. Essentielle Hypertonie
3. Diabetes mellitus
4. Herzkrankheiten
5. Lungenkrankheiten
6. Adipositas
7. Zustand mit vermutlich erhöhtem Hirndruck (Zustand nach Schädel-Hirn-Trauma oder Schädeloperationen)
8. Ablatio retinae (auch nach Operationen)

INDIKATION ZUR INTENSIVPFLEGE VON NEUGEBORENEN (NACH HELLER)

Alle gefährdeten Kinder gehören in eine Intensivpflegeabteilung!

Frühzeitiges Erkennen und sofortige, gezielte Therapie der kindlichen Gefahrenzustände bessern die Prognose für das Kind entscheidend.

a) Absolute Indikationen
1. Schwer asphyktische oder postasphyktische Kinder (Kinder mit einer Apgar-Ziffer von 0,1 oder 2 nach der 1. Lebensminute)
2. Dyspnoische Kinder
3. Kinder mit Krampfneigung oder Krämpfen
4. Kinder mit herabgesetzten Lebensäußerungen
5. Kinder unter 2000 g Gewicht
6. Kinder diabetischer Mütter.

b) Relative Indikationen
1. Leichtere postasphyktische Zustände (Kinder mit einer Apgar-Ziffer von 3-6 nach der 1. Lebensminute)
2. Geburtsanamnestisch gefährdete Kinder (Gestosen, Placentainsuffizienz)
3. Operativ geborene Kinder
4. Untergewichtige Kinder über 2000 g Gewicht
5. Riesenkinder über 4500 g (Cave: Diabetes!)

Sind aus irgend einem Anlaß bei der Mutter oder bei dem Kind die vitalen Funktionen gestört, muß schnell gehandelt und jeder Zeitverlust vermieden werden, denn eine Störung der vitalen Funktionen ist immer mit einer Störung der Sauerstoffversorgung verbunden (Abb. 2). Ist die Sauerstoffzufuhr im Gehirn für 3 min unterbrochen, dann ist die Möglichkeit einer Wiederbelebung ohne jegliche Folgen in nur noch 75% der Fälle gegeben. Nach 4 min sinkt die Chance auf 50% und nach 5 min auf 25% ab.

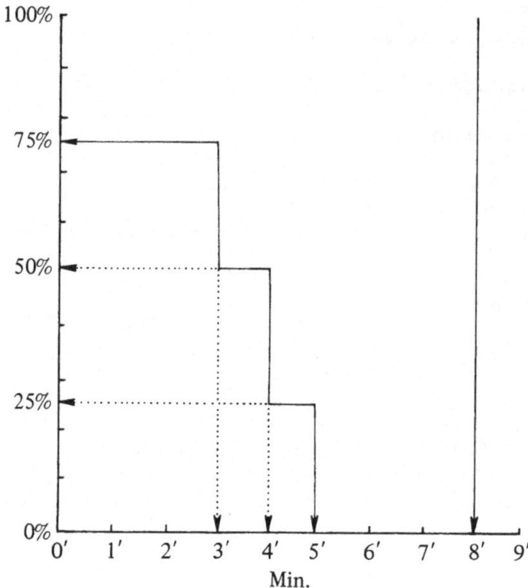

Abb. 2. Minderung des Erfolges für Wiederbelebung nach Zeitablauf

Das A B C der Wiederbelebung beschreibt die wichtigsten Maßnahmen (Tabelle 3).

Tabelle 3. Das ABC der Wiederbelebung

A- Atemwege freimachen (bei Bewußtlosigkeit)
B- Beatmung (Bei Atemstillstand)
C- Compression des Herzens (bei Kreislaufstillstand)

A - Atemwege freimachen und freihalten
Eine häufige und fast immer vermeidbare Todesursache ist die Verlegung der oberen Luftwege bei Bewußtlosigkeit durch Zurücksinken des Unterkiefers und der Zunge (Abb. 3).Durch das Überstrecken des Kopfes in den Nacken und Vorziehen des Unterkiefers kann man innerhalb von 1-2 sec die oberen Atemwege wieder freimachen.

B - Beatmung
Setzt, nachdem die Atemwege freigemacht wurden, keine oder eine nur unzureichende Spontanatmung ein, dann muß mit der Durchführung der künstlichen Beatmung unverzüglich begonnen werden.Sie kann ohne Hilfsmittel durchgeführt werden, z.B. Mund-zu-Mund und Mund-zu-Nase-Methode (Abb. 4).

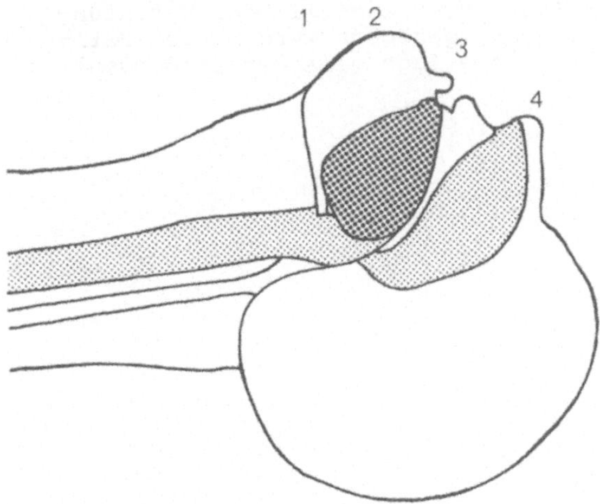

Abb. 3. Maximale Reklination des Kopfes

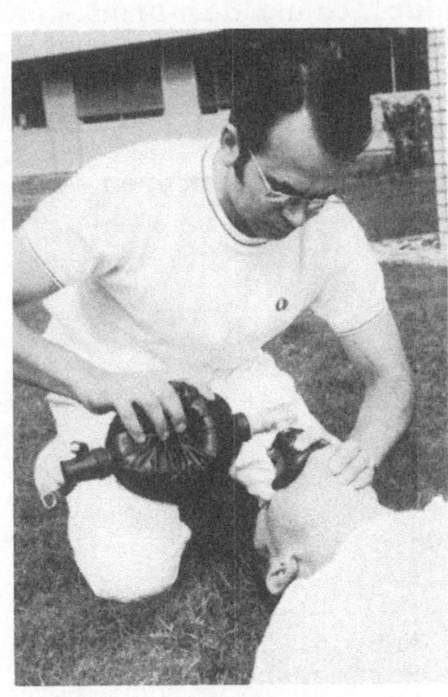

Abb. 4. Künstliche Beatmung mittels Beutel und Maske

Allerdings sollte der Arzt die Möglichkeit der Beatmung mittels Beutel und Maske beherrschen.

C - Compression des Herzens

Bei jedem Atemstillstand muß auch mit einem Versagen des Kreislaufes gerechnet werden. Die Symptome des Kreislaufstillstandes sind in Tabelle 4 zusammengefaßt. Das Verhalten der Pupillen ergibt gewisse Anhaltspunkte, 45 sec nach Beginn der Anoxie setzt die Erweiterung der Pupille ein, eine komplette Erweiterung ist in etwa 90 sec erreicht. Hier darf mit der Durchführung der äußeren Herzmassage nicht gezögert werden. Der Patient wird sofort auf eine feste Unterlage gelagert (Fußboden) (Abb. 6).

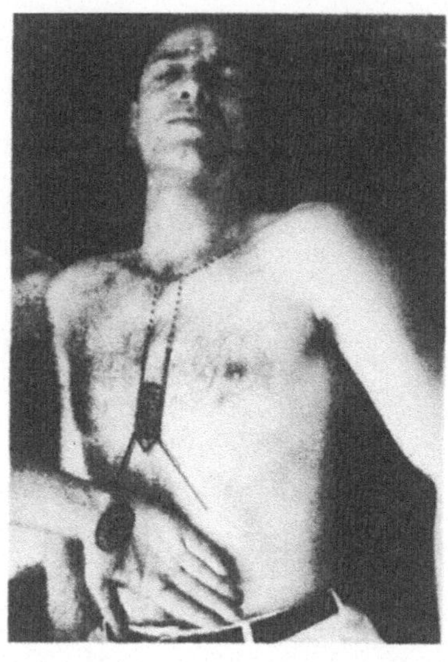

Abb. 5. Verdeutlichung des Druckpunktes (unteres Drittel des Brustbeines und der Handballen)

Der Druckpunkt zur Herzmassage liegt im Bereich des unteren Drittels des Brustbeines (Abb. 5).

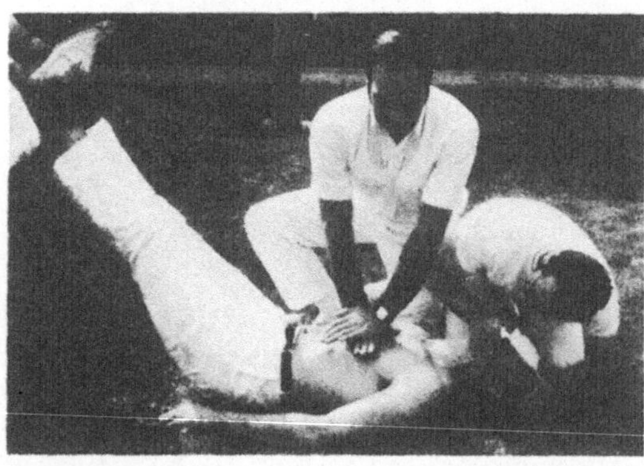

Abb. 6. Technik der Herzmassage und die künstliche Beatmung sowie Schonlagerung

Dieses wird um etwa 4 cm gegen die Wirbelsäule gedrückt mit einer Frequenz von 80 bis 100 pro min (Abb.7). Bei den Kindern wird entweder mit dem Daumen der mittlere Brustkorb gegen die auf dem Rücken liegenden Finger gedrückt und mit einer Frequenz von 100 bis 120 pro min massiert, oder das Kind wird auf den Rücken gelegt und das mittlere Brustbein mit Zeige- und Mittelfinger einer Hand gegen die Wirbelsäule gedrückt (Abb.8).

Tabelle 4. Symptome des Herz- und Kreislaufstillstandes

1. Fehlende Pulsation (Carotispuls).
2. Weite Pupillen, die Pupillen sind extrem weit und reagieren nicht mehr auf Lichteinfall.
3. Fehlende Atmung.
4. Bewußtlosigkeit.
5. Blass-graue Verfärbung der Haut und der Schleimhäute.

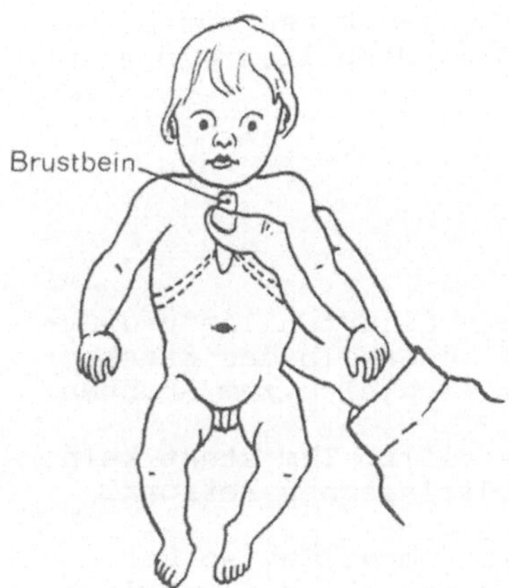

Abb. 7. Äußere Herzmassage beim Säugling

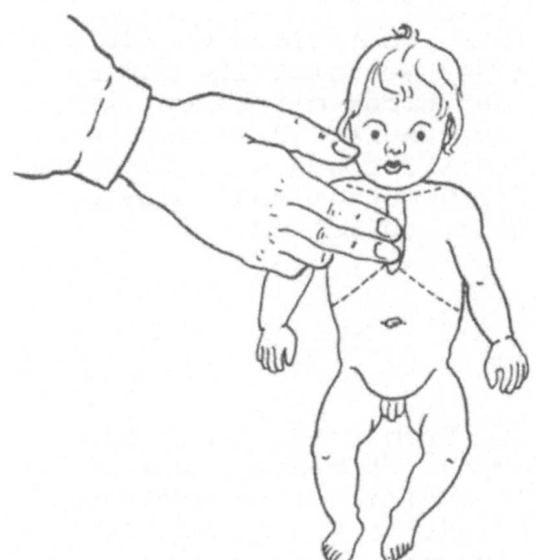

Abb. 8. Äußere Herzmassage beim Säugling mit Zeige- und Mittelfinger

Zu jeder Reanimation gehört die Beseitigung der Acidose mit Hilfe von Natriumbikarbonat oder Tris-Puffer.

Bei Neugeborenen wird Tris-Puffer vorgezogen, weil Tris-Puffer nur zu zwei Drittel dissoziiert wird, der nicht dissoziierte Rest erreicht, da es sich bei ihm um eine einfache Lösung handelt, schneller den intrazellulären Raum. Eine stark dissoziierte Substanz wie das Natriumbikarbonat kann nur auf dem etwas langwierigen Ionenaustauschweg in die Zelle gelangen.

Tris-Puffer und 10%ige Glucoselösung werden in einem Mengenverhältnis von 1:5 gemischt. Beispiel: 5 ml 40%ige Tris-Puffer-Lösung + 25 ml einer 10%igen Glucose Lösung. Die fertige Lösung enthält dann 6,7%iges Tris-Puffer und 8,3%ige Glucose. Die Dosierung richtet sich nach dem abzuschätzenden Ausmaß der Acidose. Bei Erwachsenen dürften durchschnittlich initial 100-200 mval $NaHCO_3$ angebracht sein.

Die Dosierung von Natriumbikarbonat bei Neugeborenen zur blinden Sofortbehandlung beträgt 3 mval/kg plus doppelter Menge 10%-iger Glucose-Lösung.

Zusammenfassung

Es ergeben sich für die Reanimation in der Geburtshilfe und Gynäkologie, besonders in der Geburtshilfe außerhalb des Krankenhauses, folgende nachteilige Probleme im Vergleich zum Krankenhaus:
1. Der Arzt ist meist auf sich allein gestellt. Ihm steht kein qualifiziertes medizinisches oder paramedizinisches Personal zur Seite.
2. Eine differenzierte Diagnostik ist nicht möglich, so daß einige Behandlungsmaßnahmen ohne exakte Kontrolle erforderlich werden (Behandlungen von Störungen des Säure-Basen-Haushaltes).
3. Dem Arzt obliegt die ständige Pflicht, die erforderliche Notfallausrüstung nicht nur zu besitzen, sondern in funktionsfähigem Zustand zu halten.
Abb. 9 zeigt einen neu zusammengestellten Notfallkoffer für die Neugeborenenwiederbelebung. Gerade in der Geburtshilfe muß bedacht werden, daß man es unter Umständen nicht mit einem, sondern gleichzeitig mit zwei Patienten zu tun hat. Beherrschung und Anwendung der grundlegenden geburtshilflichen Eingriffe und das A B C der Wiederbelebung sowie zielbewußtes und konsequentes Vorgehen garantieren den therapeutischen Erfolg.

Summary

Emergency situations in G.Y.N. and O.B. frequently occur outside of the hospital. Information necessary for diagnosis and therapeutic measures are described. In addition to experience in handling obstetrical problems in C.P.R. knowledge not only of the adult but also of the newborn is mandatory. Difficulties that arise in treatment outside of the hospital are outlined and contrasted to hospital conditions $\frac{i}{m}$ for instance outside the hospital: 1. The doctor is without assistance. 2. Detailed diagnosis is impossible. 3. Equipment is limited.

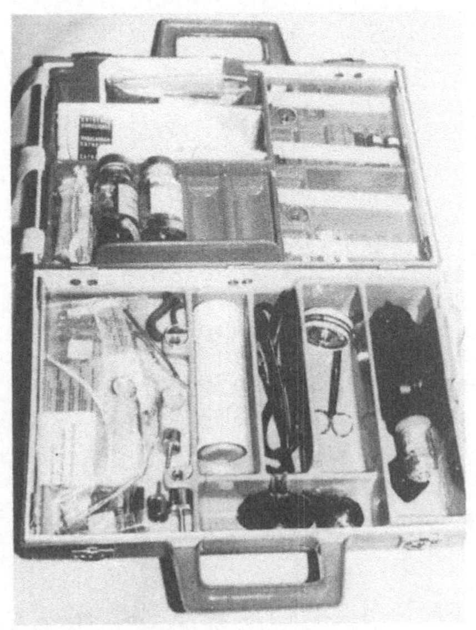

Abb. 9. Notfallkoffer für die Neugeborenenwiederbelebung

Literatur

1. AHNEFELD, F.W.: Sekunden entscheiden.Lebensrettende Maßnahmen. Berlin-Heidelberg-New York: Springer 1967.
2. HELLER, L.: Notfälle in Gynäkologie und Geburtshilfe.Stuttgart 1969.
3. NOLTE, H.: Die Möglichkeiten der ersten ärztlichen Hilfe und Wiederbelebung. Landarzt <u>22</u>, 1037-1042 (1967).
4. SALING, E.: Das Kind im Bereich der Geburtshilfe - Eine Einführung in ausgewählte aktuelle Fragen.Stuttgart 1966.
5. SEHHATI, GH, FREY, R.,RHEINDORF, P., THEISS, D.: Das A b C der Sofortmaßnahmen am Notfallort und auf dem Transport ins Krankenhaus. Münchn. med. Wschr. <u>26</u>, 1201-1207 (1973).

Soforttherapie und Narkose bei gynäkologischen und geburtshilflichen Notfällen in der Klinik

Von D. Langrehr

Nachdem dringliche Sectio, schwere Blutung, Gestose und Eklampsie eigenen Referaten vorbehalten sind, ist es Aufgabe dieser Darlegung, die noch verbleibenden Notfälle in Gynäkologie und Geburtshilfe aus anaesthesiologischer Sicht zu besprechen, bei denen naturgemäß eine enge Zusammenarbeit zwischen Geburtshelfern, Gynäkologen, Anaesthesisten sowie Pädiatern nützlich ist.

GYNÄKOLOGIE

Unsere Aussagen basieren auf Erfahrungen bei 15037 Anaesthesien für gynäkologische Eingriffe (Abb.1).

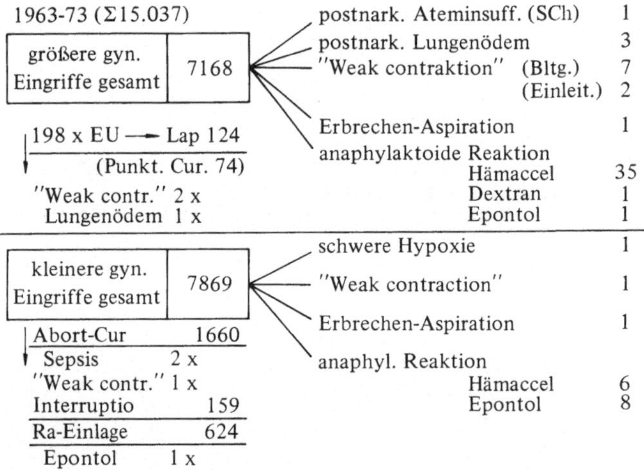

Abb. 1. Gesamtstatistik der gynäkologischen Operationen (1963-1973). Zwischenfälle und Schwierigkeiten. (Einzelheiten s.Text)

Extrauteringravidität

Von 198 Fällen mit Verdacht auf Extrauteringravidität schieden 74 durch Punktion und Curettage aus, 124 wurden durch Adnexexstirpation behandelt. Wie stielgedrehte Ovarialcysten, Blutungen in Myome und Hämatometra bietet auch die Extrauteringravidität, insbesondere die Tubarruptur, eine peritoneale Schocksymptomatik, die jedoch, wegen ihrer Lage im kleinen Becken, selten so schwerwiegend ist, daß sie nicht durch eine rasche

Schocktherapie synchron mit der Narkoseeinleitung zu beherrschen wäre. Da sich die Situation erfahrungsgemäß mit der Ligatur des zuführenden Gefäßstieles rasch verbessert, sollte keine Zeit verloren werden, wenn die Diagnose klar ist. In einem unserer Fälle kam es im Anschluß an die Operation wegen Tubarruptur 30 min nach der Extubation aus einer anhaltenden Hypotonie wegen mangelnder Kreislaufauffüllung zum Lungenödem, welches 3 Std später beherrscht war. 2 Fälle von intraoperativem Kreislaufstillstand mit elektrisch noch koordinierter Herztätigkeit (sog."weak contraction") waren ebenfalls beherrschbar. Akute entzündliche Adnexprozesse mit ähnlichen peritonealen Schocksymptomen werden in der Regel konservativ behandelt.

Zwischenfälle

Im Rahmen der Gesamtzahl von 7168 Anästhesien für größere gynäkologische Eingriffe traten intra- oder unmittelbar postoperativ insgesamt an Schwierigkeiten auf: 1mal postnarkotische Ateminsuffizienz (verlängerte Succinylcholin-Apnoe,weniger als 1 Std), 3mal postnarkotisches Lungenödem (nach 3-8 Std beherrscht), 7mal intraoperativer Kreislaufstillstand ("weak contraction" wegen Blutung), 2mal Kreislaufstillstand nach Narkoseeinleitung (in beiden Fällen wurde der Eingriff verschoben), 1mal Erbrechen mit beherrschbarer Aspiration und 37mal eine anaphylaktoide Reaktion (35mal nach Hämaccel). Alle diese Zwischenfälle konnten beherrscht werden.

Abort

Von 7869 Anaesthesien für kleinere gynäkologische Eingriffe handelte es sich 1660mal um Abort-Curettagen. Bei stärkeren Blutverlusten bevorzugen wir zur Narkoseeinleitung Ketamin mit N_2O-O_2-Verlängerung. Während beim Abort das Myometrium im allgemeinen auf Uterotonica anspricht, kann das bei der Interruptio nicht ohne weiteres vorausgesetzt werden.

Interruptio

Wir anaesthesierten 159 Fälle für die Ausräumung des Uterus und haben in diesen Fällen Fluothan zurückhaltend dosiert. Notfalls kann darauf ganz verzichtet werden. Eine routinemäßige Infusion von Plasmaexpandern empfiehlt sich und hilft Schwierigkeiten vermeiden.

Radiumtherapie

Eine exzessive Histaminliberation nach Epontol während der zweiten Radiumeinlage (bei insgesamt 624 Fällen) veranlaßt uns seit längerem auf Epontol, Barbiturate und Hämaccel, insbesondere bei Zustand nach Radium- oder Röntgentherapie zu verzichten. DOENICKE hat auf die verstärkte Bereitschaft zur Histaminliberation nach Radium-Röntgen-Vorbehandlung hingewiesen; die Ketamin-Lachgas-Kombination hat sich bei uns bewährt.

Zwischenfälle

Die Gesamtzahl der Schwierigkeiten bei 7869 Eingriffen umfaßte: 1mal schwere Hypoxie (leere O_2-Flasche), 1mal "weak contraction" 1mal Erbrechen mit Aspiration, 14mal anaphylaktoide Reaktion. Alle Zwischenfälle waren ohne Schaden für den Patienten beherrschbar. 2 Darmperforationen bei artefiziellem Abort wurden rechtzeitig erkannt und versorgt, 1 Fall von schwerer Sepsis mit Hämolyse bei Seifenabort konnte nach längeren intensiven Bemühungen am Leben erhalten werden, 1 Seifenabort mit Perforation des Uterus vor unserem Berichtszeitraum starb infolge unbeherrschbarer Peritonitis.

Histamin

Während in unserem Gesamtmaterial von 65354 Allgemeinanaesthesien in 103 Fällen klinisch relevante anaphylaktoide Reaktionen beobachtet wurden (1 : 634; davon Hämaccel 1 : 534, Epontol 1 : 1700), fanden sich im gynäkologisch operativen Material bei 15037 Fällen 51 anaphylaktoide Reaktionen, die vorwiegend auf eine starke Histaminliberation bezogen werden müssen (1 : 294; davon Hämaccel 1 : 184, Epontol 1 : 833). Wir ziehen daraus die Schlußfolgerung, daß Frauen und daher vor allem Eingriffe in der Gynäkologie mit dieser Komplikation verstärkt belastet sind. Da nur die frühzeitige Beobachtung der Symptome und eine sofortige Therapie (Absetzen des Liberators, Ca^{++}, Corticoide, Antihistaminica, O_2-Beatmung) schwerwiegende Folgen vermeiden helfen, scheint es uns wichtig, auf diesen Zusammenhang hinzuweisen.

Allgemeines Risiko

Mit dem allenthalben zunehmenden prozentualen Anteil von allgemeinen Risikofällen am Operationsgut stellt sich die Frage nach der Vorabschätzbarkeit des operativen und anaesthesiologischen Risikos, insbesondere auch für den Teil der Fälle, bei denen eventuell auch ein anderer therapeutischer Weg als der operative beschritten werden kann und die im Falle einer Operation während der Anaesthesie zu Notfällen werden können.Die Abbildung zeigt unten eine Kurzfassung der ASA-Klassifikation und zwei Punkte-Schemata zur Operationsbelastung nach GÖLTNER (Operationsdauer und Infusionsmenge, je maximal 4 Punkte)sowie LOSKANT (präoperativer Gesundheitszustand, Kurzfassung, maximal 4 Punkte).

HILFRICH u. Mitarb. haben 249 Fälle von über 60jährigen Patientinnen der Universitäts-Frauenklinik Göttingen nach diesen insgesamt 12 Punkten aufgeschlüsselt (Abb. 2, oben links) und die Punktegruppen dieser Patientinnen mit den beobachteten postoperativen Komplikationen (unten links) in Zusammenhang gebracht. Auf der rechten Seite der Abbildung ist unser Material von 637 über 60jährigen gynäkologisch operierten Patientinnen in der gleichen Weise dargestellt. Lediglich der prozentuale Anteil der Gruppen höherer Punktebewertung ist bei uns kleiner, was auf kürzere Operationsdauern und geringere Infusionsmengen zurückzuführen ist. Wir messen jedoch variablen Infusionsmengen bis zu 2000 ml und variablen Operations- bzw. Narkosedauern bis zu 3 Std keine wesentliche Bedeutung für die postoperativen Verläufe zu. In unserem Material besteht kaum ein Zusammenhang zwischen dieser Punktebewertung und den postoperativen Komplikationen, die mit 10% (gegenüber 48% bei HILFRICH) sowie 1,1% letalem Ausgang (gegenüber 3,6% bei HILFRICH) sehr niedrig liegen, obwohl unser Anteil an Risikofällen (37,5% ASA-Klassen III und IV) sicherlich nicht niedriger ist. Auch die Verteilung der operativen Eingriffe in beiden Kollektiven ist nach unserer Vorstellung vergleichbar (Abb. 3).

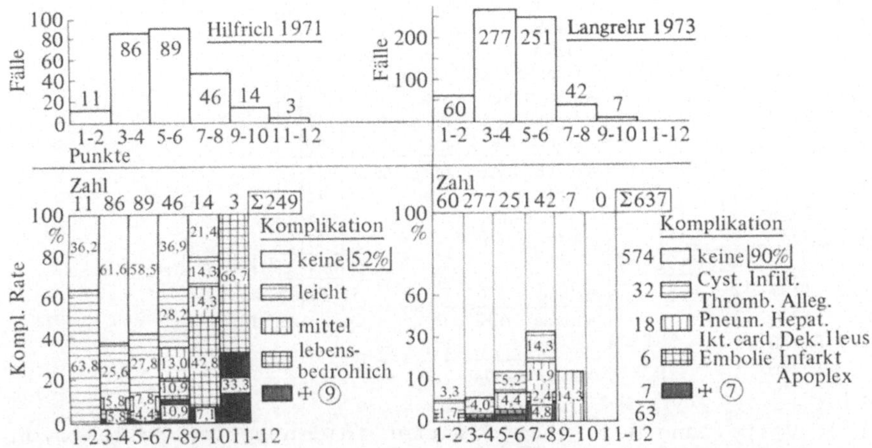

LOSKANT + Göltner-Punkte <u>GYN > 60 Jahre</u>

Abb. 2. Gegenüberstellung zweier Kollektive von über 60jährigen Patientinnen mit größeren gynäkologischen Eingriffen.
Links: HILFRICH u. Mitarb. Geburtshilfe u. Frauenheilkunde 31, 333 (1971).
Rechts eigenes Material. Jeweils oben: Patientengruppen verschiedener Risiko-Punkte (nach LOSKANT u. GÖLTNER, s. HILFRICH).
Unten: Korrelation zwischen Risikogruppen und Verteilung der postoperativen Komplikationen

Zwar überwiegen die abdominalen Eingriffe und die Malignome bei HILFRICH prozentual, aber kaum zahlenmäßig. Die mittlere Dauer des Krankenhausaufenthaltes in Tagen liegt mit 24 (51 bei Patienten mit Radium-Röntgen-Nachbestrahlung) nur um 5 Tage höher als die mittlere Liegedauer bei unter 60jährigen Patientinnen mit gynäkologischen Operationen (19 Tage).

Wir glauben, aus diesem Patientengut von über 60jährigen etwas ganz anderes schließen zu können, nämlich, daß sich in einem solchen Kollektiv mit minimaler postoperativer Komplikationsrate, standardisierter Eingriffstechnik im kleinen Becken oder an der Mamma und trotzdem recht beachtlicher Vorschädigung die Korrelation von Gesundheitszustand und Anaesthesiebelastung am ehesten darstellen läßt. Wir hatten bei diesen 637 Fällen keine ernsthafte Anaesthesieschwierigkeit und ziehen daraus den Schluß, daß höheres Lebensalter und erhebliche Vorschädigung allein für die moderne Anaesthesie kein relevantes Risiko darstellen, wenn die zu therapierende Krankheit und der Eingriff selbst die Belastung nicht stark erhöhen. Dementsprechend haben wir auch bei 15037 gynäkologischen Eingriffen keine Patientin direkt im Rahmen von Operation und Anaesthesie oder in den folgenden 48 Std verloren.

Hilfrich 1971

Operation:	Zahl	†	
abd. TE +/- Adnexe	113	3	
Wertheim	2		
Adnekt.	10	2	
Tumorexst.	10	3	
Lap. prob.	7	1	
sonst. abd. Op.	8		
vag. TE +/- Adnexe	20		
Plastik	49		
vag. TE + Plastik	28		
sonst. vag. Op.	2		
Σ	249	9	3,6%

$\frac{\text{maligne}}{\text{benigne}} = \frac{117}{132} = \frac{47}{53}\,\%$

$\frac{\text{abd.}}{\text{vag.}} = \frac{150}{99} = \frac{60}{40}\,\%$

Langrehr 1973

	Zahl	†	
abd. TE +/- Adnexe	55	2	
Schauta	8		
Adnekt.	26		
Tumorexst. Lap. prob. / Anus praeter, sonst.	32	1	
Mammatu., Achsel, Mastekt.	136	1	
Mamma rad.	47		
vag. TE +/- Adnexe +/- Plastik	222		
Plastik	42		
Vulvektomie	14	1	
sonst. vag. Op.	55	2	
Σ	637	7	1,1%

$\frac{\text{maligne}}{\text{benigne}} = \frac{206}{431} = \frac{32}{68}\,\%$ $\frac{51}{24}$ Tage Krkh. Aufenth.

$\frac{\text{abd.}}{\text{vag. + Mamma}} = \frac{113}{524} = \frac{18}{82}\,\%$

Abb. 3. Verteilung der Eingriffsarten in den beiden Kollektiven (links: HILFRICH u. Mitarb., rechts: eigenes Material), Verteilung der Todesfälle, Verhältnis von malignen zu benignen Erkrankungen, Verhältnis von abdominalen zu vaginalen Eingriffen, mittlere Anzahl der Tage des Krankenhausaufenthaltes für maligne und benigne Erkrankungen

Geburtshilfe

Im Gegensatz zur gynäkologischen Chirurgie bietet die Geburtshilfe weit mehr Notfallsituationen, insbesonders nahezu die gesamte operative Geburtshilfe teils aus mütterlicher, teils aus kindlicher Indikation.
Die Abb. 4 gibt einen Überblick über die zahlenmäßige und prozentuale Verteilung der Anaesthesietechniken bei Spontangeburten und operativen Entbindungen. Bei insgesamt 50,7% der 15240 Geburten wurde eine Anaesthesie durchgeführt. Der größere Anteil der 45% Anaesthesien bei Spontangeburten bezieht sich auf die postpartale Versorgung der Episiotomie.

Narkoseprinzipien

Eine detaillierte Beschreibung der Prinzipien der geburtshilflichen Anaesthesie würde den Rahmen dieser Darlegung sprengen, es sei daher nur auf einige Punkte hingewiesen:
1. In der Geburtshilfe muß der Anaesthesist prinzipiell davon ausgehen, daß die Patientinnen nicht nüchtern sind, auch dann, wenn die letzte Nahrungsaufnahme länger zurückliegt (Entlee-

rungsverzögerung des Magens). Die Bedeutung dieses Zusammenhangs wird klar, wenn man sich daran erinnert, daß 30 - 60% der Anaesthesietodesfälle (10% der Gesamttoten) in angloamerikanischen Statistiken durch Aspiration und ihre Folgen bedingt sind.

1.8.63-1.8.73

Narkose typ	$N_2O:O_2$ bezw. ϕ	Propanidid $N_2O:O_2$(Fluo)	Ketamin $N_2O:O_2$(Fluo)	Barbiturat $N_2O:O_2$(Fluo)	
			Spontangeburten 13.400		— Anaesthesie 6030 =45%
Zahl	7370	4865	300	865	Ges. Geburten 15240 davon Anaesth. 7723 =50,7%
%	55	36,3	2,2	6,5	
			Operative Geburten 1.840		— Anaesthesie 1693 =92%
Zahl	147	1165	412	116	
%	8,0	63,3	22,4	6,3	

Mütter ✝ 1:2540		
1 Fruchtwasserembolie (von 3 Fällen)	"Weak contraction"	4 (Sectio)
1 Sepsis, 8.Tag p.p. (Vakuum)	Schockeinleitung	25 (Sectio 21)
3 von 10 Eklampsiefällen	Erbrechen-Aspiration	5 (Maske 4)
6 Präeklampsiefällen	anaphylact. Reaktion	8
1494 =9,8% EPH-Gestosen und Eklampsie	Lungenpräödem	1 (Sectio)
40 x Präeklampsie + Eklampsie	Uterusruptur	3
1 davon 16 x Anaesthesie zur Geburt	Atonie-Exstirp.	1
6 pyelonephr. Sepsis, 15.Tag p.p.	Afibrinogenämie	2

Abb. 4. Gesamtstatistik der geburtshilflichen Anaesthesie (1963-1973). Verteilung der Narkosetechniken, Zwischenfälle und Schwierigkeiten, mütterliche Todesfälle (Einzelheiten s. Text)

2. Im Bereich der Eröffnungsphase entwickelt die Kreißende häufig eine Brady-Hypotonie, woraus sich bei Narkoseeinleitung leicht bedrohliche Kreislaufsituationen entwickeln können. Wir geben daher immer Atropin i.v. vor. Da die ohnedies unter der Geburt maximal weit gestellte uterine Strombahn weitgehend druckpassiv in Abhängigkeit von der Höhe des Systemblutdruckes perfundiert wird, muß die Hypotonie durch Plasmaexpander korrigiert werden, um das ohnedies bedrohte Ungeborene nicht weiter zu gefährden. Ausserdem wirkt die freizügige Verwendung von Infusionen einem mehr oder minder ausgeprägten Schock entgegen und hilft die meisten Gerinnungsstörungen vermeiden, die sich sonst leicht beim Hinzutreten atonischer Nachblutungen oder spezifisch geburtshilflicher Verbrauchskoagulopathien (vorzeitige Lösung) als Summe von hypotoner Ausgangslage und hinzukommendem Blutverlust entwickeln.

Schwierigkeiten

Wir hatten bei 7723 geburtshilflichen Anaesthesien folgende Schwierigkeiten: 25mal mußte die Narkose im tiefen Blutungsschock eingeleitet werden (21mal zur Sectio), 4mal kam es intraoperativ bei Sectionarkosen zur "weak contraction", 1mal bei unbehandelter Mitralstenose und Sectio zum Lungenpräödem, 5mal zum Erbrechen mit mäßiger Aspiration (4mal Maskennarkose),

8mal zur anaphylaktoiden Reaktion (4mal Hämaccel, 4mal Epontol). Von 3 schwersten atonischen Nachblutungen wurde einmal die Uterusexstirpation notwendig, 2 ausgeprägte Afibrinogenanämien konnten konservativ beherrscht werden. 3 Fälle von Uterusruptur zwangen ebenfalls zur Exstirpation. Alle diese 49 Fälle (1 : 157) verließen die Klinik ohne Schaden.

Histamin

Im Gegensatz zum weiblichen Patientengut in der Gynäkologie scheint die Frau im Bereich der Schwangerschaft zur Histaminliberation nicht stärker prädisponiert zu sein (anaphylaktoide Reaktionen, operatives Gesamtgut 1 : 634, Geburtshilfe 1 : 965).

Mütterliche Todesfälle

Bei 15240 Geburten haben wir 6 Mütter verloren (1 : 2540, 0,39%, 39 auf 100000). Eine 37jährige Patientin kam mit Uterusruptur bei häuslicher Spontangeburt im protrahierten Schock, der nach Exstirpation des Uterus nicht endgültig zu durchbrechen war und 8 Std später zum Exitus führte. Eine 24jährige Patientin wurde am 8. Tag post partum (Vacuum) mit akutem Abdomen probelaparotomiert. Exitus am 15. Tag p.p. infolge schwerer Sepsis. Ausgangspunkt: destruierende Pyelonephritis. Eine 44jährige VII para, mit ausgeprägter Toxikose erlitt unter der Eröffnung, 20 min nach Blasensprung, eine massive Fruchtwasserembolie mit sofortigem Herzstillstand und war nicht erfolgreich zu reanimieren. 2 weitere Fälle von akuter pulmokardialer Schocksymptomatik konnten durch konsequente Therapie (O_2, Kardiaca, Alupent, Liquemin, Ca^{++}) überwunden werden. Hier wurde zwar ebenfalls die Verdachtsdiagnose "Fruchtwasserembolie" gestellt, blieb aber ohne letzten Beweis.

Unter insgesamt 1494 EPH Gestosen (9,8% der Gesamtgeburten) waren 40 Präeklampsien und Eklampsien, von denen 16 (10mal Eklampsie, 6mal Präklampsie) anaesthesiert und operativ entbunden wurden. Von 10 Eklampsiefällen verloren wir im Rahmen der Intensivtherapie 3. Auf die Besonderheiten der Narkoseführung und Intensivtherapie bei Gestose und Eklampsie soll hier nicht eingegangen werden.

Postpartale akute Asphyxie

Zu den Notfällen im Bereich der Geburtshilfe zählt auch wesentlich das Neugeborene. Zählt man Totgeburten, Mehrlingsgeburten, Diabetes, Gestosen, restliche operative Fälle sowie Fünft- und Mehrgebärende zusammen, ergibt sich in Übereinstimmung mit SALING ein Prozentsatz von 25% aller Geburten, die ein mehr oder minder großes Risiko für das Kind beinhalten (Abb. 5).

Aus Abb. 6 wird ersichtlich, daß bei einer Gesamtzahl von 13829 lebend geborenen Kindern 1181 reanimationsbedürftig waren, das sind 8,5% aller Kinder. Davon starben 76 innerhalb der ersten 15 Tage. Wie aus den mittleren Apgarwerten und der Verteilung der Schweregrade der postpartalen Asphyxie bei den 3 Gruppen (alle Kinder, 1000 Spontangeburten ohne Anaesthesie und 470

Sectio-Kinder) hervorgeht, finden sich zwischen Gesamtdurchschnitt und Spontangeburten ohne Anaesthesie kaum relevante Unterschiede, während die Sectiogruppe (bei strenger Indikation zum Eingriff und in einem hohen Prozentsatz gegebener ausgeprägter Notfallsituationen) eine deutlich schlechtere postpartale kindliche Situation aufweist.

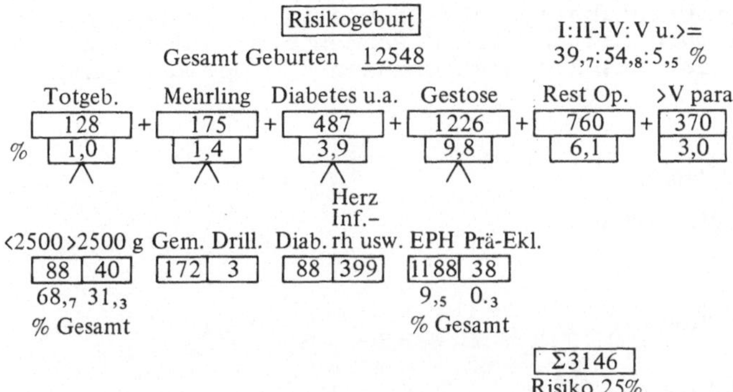

Abb. 5. Risikogeburt, anteilige Zusammenstellung der verschiedenen Gruppen (1963-1971) und Gesamtprozentsatz

Sectio	Man.-Hilfe Extraktion	Vacuum	Forc. Forc.+Vac.	Spontan	Geburten gesamt	1.8.63-31.12.72 Kinder
462	473	457	258	12120	13779	gesamt 13829
312	114	134	56	565	1181	Rean. 8,5% ✝76

Kinder ges. 13829

1'Apgar	Zahl	%
9 + 10	12648	91,45
8	194	1,4
7	133	1,0
6	192	1,4
5	175	1,3
4	132	1,0
3	158	1,1
2	115	0,8
1	75	0,5
0	7	0,05

Mittel 9,57

Apgar-Gruppen

	%
0-8	8,55
0-6	5,15
0-4	2,45

Spont. ohne Anaesth. 1000

	Zahl/%
9 + 10	92,4
8	1,8
7	1,4
6	1,3
5	1,1
4	0,5
3	1,0
2	0,2
1	0,3
0	

Mittel 9,67

	%
0-8	7,6
0-6	4,4
0-4	2,0

Sectio 470

	Zahl	%
9 + 10	159	33,8
8	33	7,0
7	40	8,5
6	44	9,4
5	36	7,7
4	38	8,1
3	48	10,2
2	50	10,6
1	17	3,6
0	5	1,1

Mittel 6,2

	%
0-8	66,2
0-6	50,7
0-4	33,6

Abb. 6. Operative geburtshilfliche Eingriffe, Reanimation des Neugeborenen und Verteilung des 1 min-Apgarwertes sowie des mittleren Apgarwertes in drei Kollektiven. Gesamtstatistik (1963-1972)

Reanimation

Da die Prinzipien der Reanimation des Neugeborenen hier schon abgehandelt wurden, sollen nur noch zwei Anmerkungen des Anaesthesisten hinzugefügt sein.

1. Abb. 7 zeigt in einer Modifikation der Darstellung VON BERG (1971, Frankfurt) Wertigkeit und Reihenfolge der Reanimationsmaßnahmen. Wir möchten ausdrücklich auf das Primat der Bronchialtoilette mit dicken Absaugkathetern vor der Intubation hinweisen und immer eine Intubation zur Sauerstoffbeatmung empfehlen. Die Maskenbeatmung halten wir im Rahmen der akuten postpartalen Asphyxie aus verschiedenen Gründen für wenig angemessen.

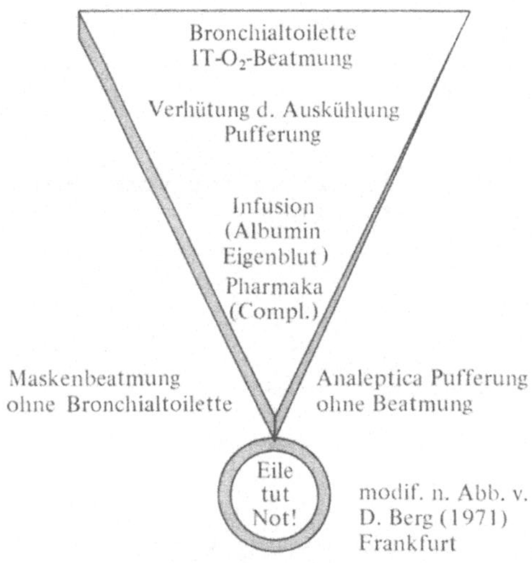

Abb. 7. Wertigkeit und zeitliche Dominanz der verschiedenen Maßnahmen zur Reanimation des akut postpartal asphyktischen Neugeborenen

2. Im Gegensatz zur Propagierung von aufwendigen und komplizierten Reanimationswagen mit Wechseldruckbeatmungsgerät glauben wir entsprechend den vorliegenden Kenntnissen über die Effektivität verschiedener Beatmungsformen bei Neugeborenen einerseits und in Anbetracht des Hauptprinzips "Reanimation: schnell und ohne technische Komplikationen", andererseits mit einem relativ spärlichen Handwerkszeug optimal ausgerüstet zu sein. Neben dem üblichen Instrumentarium erachten wir den erwärmten Arbeitsplatz und das von uns verwendete kleine, selbst gebaute Injektorventil zur intermittierenden O_2-Überdruckbeatmung beliebiger Frequenz und Inspirationsdruckhöhe als wichtigste Hilfsmittel.

Früh- und Mangelgeburt

Im Rahmen akuter Notfallsituationen für das Neugeborene stellen die Früh- und Mangelgeburten ein besonderes Problem dar. Die Erfolge bei ihrer Behandlung werden maßgeblich von der reibungslosen Zusammenarbeit zwischen Geburtshelfer, Pädiater und Anaesthesisten bestimmt. Abb. 8 vermittelt einen zahlenmäßigen Eindruck.

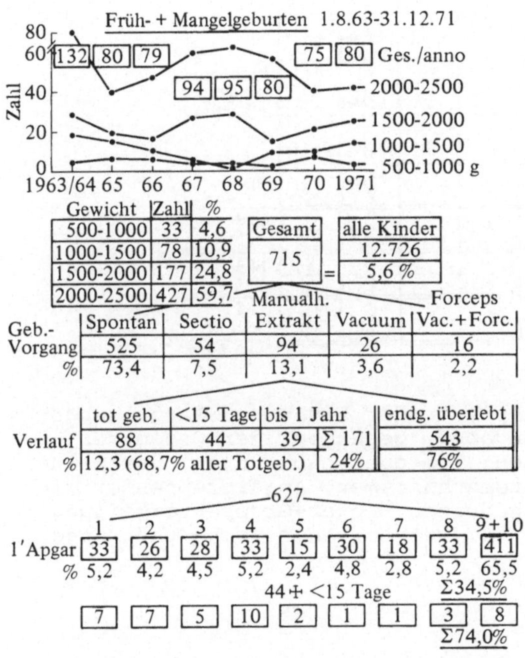

Abb. 8. Gesamtübersicht (1963-1971) Früh- und Mangelgeburten. Von oben nach unten: jährliche Verteilung der Gewichtsgruppen, Gesamtverteilung der Gewichtsgruppen, Geburtsvorgang, Verlauf, Verteilung des 1 min-Apgarwertes aller Lebendgeborenen sowie der vor dem 15. Tag post partum Verstorbenen

715, d.h., 5,6% aller hier aufgeführten 12726 Kinder waren Früh- und Mangelgeburten, davon 15% unter 1500 g. 534, d.h., 76% davon, haben endgültig überlebt, 525, d.h. 73,4%, kamen durch Spontangeburt zur Welt. Während die mechanische Geburtsbelastung wegen der geringen Körpergröße sicherlich weniger schwer ist, kommt es jedoch wegen anderer Mangelerscheinungen in dieser Gesamtgruppe zu einer deutlich schlechteren Verteilung der 1 min-Apgarwerte gegenüber normalgewichtigen Kindern. Die Abb. 9 zeigt oben einen höheren Anteil (27%) von operativen Entbindungen in dieser Gruppe (alle Kinder 12%), in der Mitte höhere Anteile von schwerer Asphyxie (Apgar 0-4 19%, gesamt

Asphyxie der Früh- + Mangelgeburten

Geburten 12.548

Kinder 12.726 Früh- + Mangelgeburten 715 (5,6%)

	Sectio	Man. Hilf. Extraktion	Vacuum	Forceps Vac.+Forc.	Spontan	
Zahl	431	433	396	253	11.035	alle
%	3,4	3,4	3,15	2,0 [12]	88	
	54	94	26	16	525	Früh- + Mangel geburten
%	7,5	13,1	3,6	2,2 [27]	73	

1 min Apgar

	0	1	2	3	4	5	6	7	8	9+10	
	7	64	95	143	114	160	180	94	132	11.829	alle
%	0,05	0,5	0,74	1,12	0,9 [3,3]	1,25	1,41	0,73	1,03 [7]	93	
	/	33	26	28	33	15	30	18	33	411	Früh- + Mangel geburten
%	/	5,2	4,2	4,5	5,2 [19]	2,4	4,8	2,8	5,2 [35]	65	

1 min Apgar

	0	1	2	3	4	5	6	7	8	9+10	
%					[3,3]				[7]	93	alle
	4	1	/	2	2	1	1	1	2	4	18 †
%					[50]				[78]	22	>2500
	/	7	7	5	10	2	1	1	3	8	44 †
%					[66]				[82]	18	<2500
	4	8	7	7	12	3	2	2	5	12	62 †
%					[61]				[81]	19	Gesamt <15 Tage

Abb. 9. Akute postpartale Asphyxie der Früh- und Mangelgeburten (1963-1971) in Prozentangaben, gegenüber der Gesamtverteilung für alle Lebendgeborenen. Von oben nach unten: Verteilung auf die verschiedenen Geburtsmechanismen, Apgargruppenverteilung aller Früh- und Mangelgeburten. Apgar-Gruppenverteilung der bis zum 15. Tag post partum verstorbenen Früh- und Mangelgeburten

Kinder 3,3%) und unten besonders hohe Anteile von schwerer Asphyxie bei den später verstorbenen Früh- und Mangelgeburten (mehr als 2500 g = 50%, weniger als 2500 g = 66%).

Schock

Wir möchten in diesem Zusammenhang besonders auf die Bedeutung des postpartalen Schocks bei Früh- und Mangelgeburten hinweisen, dessen Diagnose und Kontrolle (fortlaufende Blutdruck- oder Venendruckmessungen) erhebliche Probleme bringt und der vielerorts bislang nicht befriedigend in die Gesamttherapie einbezogen werden konnte. BLEYL hat 1970 dargelegt, daß bei 66% von 296 sezierten perinatal verstorbenen Neugeborenen disseminierte intravasale Gerinnung (D.I.C.) als postmortales Schockäquivalent gefunden wurde.

Sonderfälle

Zum Abschluß seien noch einige Besonderheiten angeführt, die bei der Reanimation des postpartal asphyktischen Neugeborenen Schwierigkeiten machen können. 2 Fälle von Choanalatresie konnten zunächst erfolgreich reanimiert werden, eine Dauerintubation war nicht nötig. 1 Kind starb leider 15 Tage nach dem operativen Eingriff zur Eröffnung der Choanen durch nächtliche Aspiration. 4 Fälle von Spontanpneumothorax (2 x Spontangeburt, 1 x Extraktion bei vollkommener Fußlage, 1 x Sectio wegen intrauteriner Asphyxie) wurden direkt postpartal diagnostiziert und boten bei der Reanimation erhebliche Schwierigkeiten. 2 Fälle starben (Kind mit gleichzeitiger Choanalatresie, siehe oben, und 1830 g Mangelgeburt, Pneumothorax beiderseits, unreife Lungen). Die Entwicklung eines Spannungspneumothorax bei Intubation und Überdruckbeatmung muß unbedingt rechtzeitig erkannt und durch Thoraxkanülierung ausgeglichen werden. 2 unserer Fälle benötigten vorübergehend eine Thoraxsaugdrainage.

Zweimal entwickelte sich während der Reanimation ein akutes Glottis-, Epiglottis- und Rachenödem unklarer Genese. Beide Fälle waren innerhalb weniger Stunden zu beherrschen.

In einem Material von 62 röntgenologisch verifizierten Thymushyperplasien (55 Fälle unter 6 Monaten) unserer Kinderklinik konnten wir nur in 6 Fällen (13%) eine in 75% aller Fälle bestehende Atmungsbehinderung auf den Thymus im Sinne der mechanischen Verdrängung beziehen. Dennoch kann in Einzelfällen - besonders bei großen pastösen Kindern mit kurzem Hals und umfangreicher Hyperplasie - der große Thymus auch unmittelbar postpartal Ursache einer schweren anfallsweisen oder kontinuierlichen Atemnot mit oder ohne Stridor sein (HOFSTÖTTER, LANGREHR, HENRICH: Atemnotsyndrom bei Thymushyperplasie? In ROLLE/ STREICHER: Der Notfall, Atemnot, Thieme 1973). Wir fanden bei zwei Neugeborenen diesen Zusammenhang. Beide erreichten unter ACTH-Therapie mit passagerer Thymusverkleinerung den Zeitpunkt des wieder verminderten relativen Thymusgewichtes beim Wachstum in den folgenden 5 Wochen ohne eingreifendere Maßnahmen.

Zusammenfassung

Sofortmaßnahmen, Anaesthesiebesonderheiten und -prinzipien sowie auftretende Schwierigkeiten und Komplikationen bei Notfallsituationen in Gynäkologie und Geburtshilfe werden besprochen mit Ausnahme der dringenden Sectio, der schweren Blutung sowie der Intensivtherapie bei Gestose und Eklampsie. Vor dem Hintergrund eigener Erfahrungen aus 10 Jahren und unter Darstellung des statistischen Materials der Allgemeinen Anaesthesieabteilung Bremen-Nord werden folgende anaesthesiologische Detailprobleme kurz dargestellt: Extrauteringravidität, Abort, Interruptio, Radiumtherapie, anaphylaktoide Reaktion, allgemeines Risiko, dringliche operative Geburtshilfe, mütterliche Todesfälle, postpartale akute Asphyxie des Neugeborenen, Reanimationsmaßnahmen, Behandlungsergebnisse bei Früh- und Mangelgeburten, Schock des Neugeborenen und Sonderfälle bei der Reanimation des Neugeborenen.

Summary

Emergency cesarean section, massive bleeding, and intensive care in the case of eklampsia were discussed by other speakers. In this presentation we briefly review emergency situations, their therapeutic consequences, and specific disadvantages encountered. Also dealt with are anesthesiologic techniques used in gynecology and obstetrics based on ten years of personal experience with 30, 277 cases. The following topics are considered: extrauterine gravidity, abortion, interruption,radium and X-ray therapy, histamine liberation, general risks in anesthesiology, emergency operative obstetrical procedures,maternal death, acute postpartal asphyxia syndrome in the newborn, reanimation of the asphyxiated newborn, results of stillborn therapy, shock in newborns, and special cases of reanimation difficulties encountered with newborns.

Die Aufgaben des Geburtshelfers und Anaesthesisten bei der dringlichen Sectio

Von W. Dick und W.-D. Jonatha

Der Prozentsatz operativer Schnittentbindungen hat - bezogen auf die Gesamtgeburtenzahl - zugenommen. Diese Zunahme ist insbesondere auf das Anwachsen der Kaiserschnitte aus präventiver Indikation zurückzuführen, während die Notfallindikation im ursprünglichen Sinne nur noch selten zur Sectio caesarea führt. Damit haben sich sowohl die Aufgaben des Geburtshelfers als auch die des Anaesthesisten verlagert und gleichzeitig erweitert.

Präventivindikation I Primäre Sectio	Präventivindikation II Sekundäre Sectio	Dringliche Indikation (nach Wehenhemmung)	Notfall-Indikation
z.B. Schwere mütterliche Erkrankungen Zustand nach gebh./gyn. Operation Späte Primipara -Kinderwunsch- Beckenendlage Absolutes / Relatives > Mißverhältnis	z.B. Erfolglose Geburtseinleitung bei: Gestose Haemodyn. Insuffizienz Diabetes M. haemolyt. neonat. Dysmaturität Dystokie mit protrahierter Geburt	z.B. Nabelschnurvorfall Drohende intrauterine Asphyxie Drohende Uterusruptur Tetanus uteri Abruptio placentae leichten Grades	z.B. Placenta praevia Abruptio placentae schweren Grades

Abb. 1. Zusammenstellung der Indikationen zur Sectio caesarea

Der Geburtshelfer ist bestrebt, schon im Verlauf der Schwangerschaft Gefahrenmomente prospektiv zu erfassen und der Entwicklung eigentlicher Gefahrensituationen zuvorzukommen. Damit wird der Ablauf einer Geburt vorhersehbar, ihr Risiko läßt sich durch geeignete Vorbereitungen kalkulieren, Notsituationen sind vermeidbar geworden.

So stellen z.B. schwere mütterliche Erkrankungen, Veränderungen der Geburtswege nach geburtshilflichen oder gynäkologischen Operationen, dringender Kinderwunsch bei älteren Erstgebärenden oder nach vorausgegangenen Geburten mit totem Kind. Beckenendlagen bei Erstgebärenden oder generell Mißverhältnisse zwischen vorangehendem Teil und Becken bereits dann Indikationen zur Sectio dar, wenn die Geburt noch nicht in Gang gekommen ist.

Gestosen, Diabestes mellitus, hämodynamische Insuffizienz, Morbus haemolyticus neonatorum, Dysmaturität oder cervicale Dystokie mit protrahierter Geburt werden dann zur Indikationsstellung führen, wenn konservative Maßnahmen - d.h. die medikamentöse Geburtseinleitung oder Geburtsunterstützung - nicht innerhalb eines akzeptablen Zeitraums zum Erfolg führen.

Insbesondere seit der Einführung der Tokolytica in die Geburtshilfe können Sectiones, die früher mit extremen Notfallsituationen verbunden waren, häufig mit einem gewissen zeitlichen Verzug durchgeführt werden. Z.B. beim Vorfall der Nabelschnur, bei drohender Uterusruptur oder beim Tetanus uteri, bei der Abruptio placentae leichten Grades usw. Sie sind zwar nach wie vor dringlicher Art, es verbleibt aber ein genügend langer Zeitraum, um die Mutter und gegebenenfalls das Kind in adäquater Weise auf den operativen Eingriff und dessen Auswirkungen vorzubereiten.

Echte Notfallsituationen, bei denen selbst ein kurzer Vorbereitungszeitraum kaum mehr zur Verfügung steht, sind heute nur noch Placenta praevia-Blutungen, Blutungen bei Abruptio placentae schweren Grades sowie Blutungen bei Uterusruptur.

Ordnet man die Indikationen, die in den letzten 4 Jahren (1969 bis 1972) an der Universitäts-Frauenklinik Ulm unter vergleichbaren Bedingungen zur Sectio caesarea geführt haben, den soeben aufgezeigten 4 Indikationsgruppen zu, so ergibt sich folgendes Bild: Die Gesamt-Sectiofrequenz nahm von 8% im Jahre 1969 auf 10% 1970 über einen leichten Rückgang 1971 auf 11% im Jahre 1972 zu. Dabei ist die Zahl primärer und sekundärer Sectiones aus präventiver Indikation angestiegen, während gleichzeitig die Frequenz dringlicher Sectiones deutlich zurückgegangen ist. Die Sectio aus einer Notfallsituation heraus - mit 10% aller Sectio-Fälle 1969 bereits relativ gering - ist auf weniger als 5% im Jahre 1972 gesunken. Mütterliche Todesfälle traten zwischen 1967 und 1972 nicht auf.

Welcher Art sind nun die gemeinsam durchzuführenden Aufgaben des Geburtshelfers und des Anaesthesisten im Rahmen der Sectio caesarea?

Im Prinzip lassen sich 4 gleichartige Tätigkeitsmerkmale mit 4 gleichen Begriffen beschreiben:

1. Vorbeugung potentieller Gefahren
2. Vermeidung provozierter Gefahren
3. Abwendung prospektiver Gefahren
4. Rettung aus akuter Gefahr

} für Mutter und Kind

Primäre und sekundäre Sectio aus präventiver Indikation tragen vorbeugenden Charakter, indem Gefahrenmomente, die aus mütterlichen Vorerkrankungen, Mißverhältnissen zwischen vorangehendem Teil und Becken oder aus der Situation des Kindes heraus entstehen, nicht erst in Kauf genommen werden.

Sie vermeiden potentielle Gefahren bzw. wenden prospektive Gefahren ab durch Stellung der Operationsindikation und Wahl des optimalen Operationszeitpunktes.

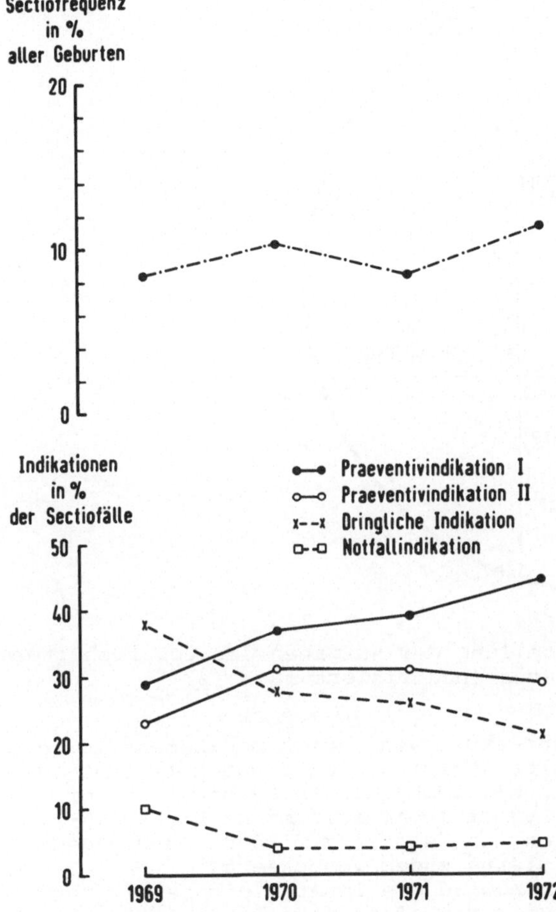

Abb. 2. Darstellung der Sectiofrequenz der Universitäts-Frauen-Klinik Ulm für die Jahre 1969 bis 1972 in Prozent aller Geburten und Analyse der Sectio-Indikation nach den in Abb. 1 aufgeführten Kategorien

Sie schließen die Notwendigkeit aus, Mutter und Kind aus akuter Gefahr retten zu müssen. Diese Aussage wird durch Untersuchungen ROEMERs unterstrichen, denen zufolge sich Neugeborene nach primärer Sectio unter optimalen Bedingungen nicht von Neugeborenen unterscheiden, die ohne operative Intervention spontan geboren wurden, wenn zur Beurteilung der unmittelbar postpartale Säure-Basen-Status herangezogen wird. Die Apgarzahlen korrelieren als pauschale Informationsparameter jedoch nicht mit den Blutgaswerten der Nabelschnur.

Die dringliche Sectio trägt vorwiegend die Merkmale der Abwendung prospektiver Gefahren, kann aber bereits Rettung aus akuter Gefahr bedeuten. Die zitierten Beispiele - Nabelschnurvorfall, drohende Uterusruptur oder Tetanus uteri - gefährden Mut-

Vorbeugung
potentieller
Gefahren
für
Mutter/Kind
Rettung
aus akuter Gefahr
für
Mutter/Kind
Aufgaben
des
Geburts-
helfers
Vermeidung
provozierter
Gefahren
für
Mutter/Kind
Abwendung
prospektiver
Gefahren
für
Mutter/Kind

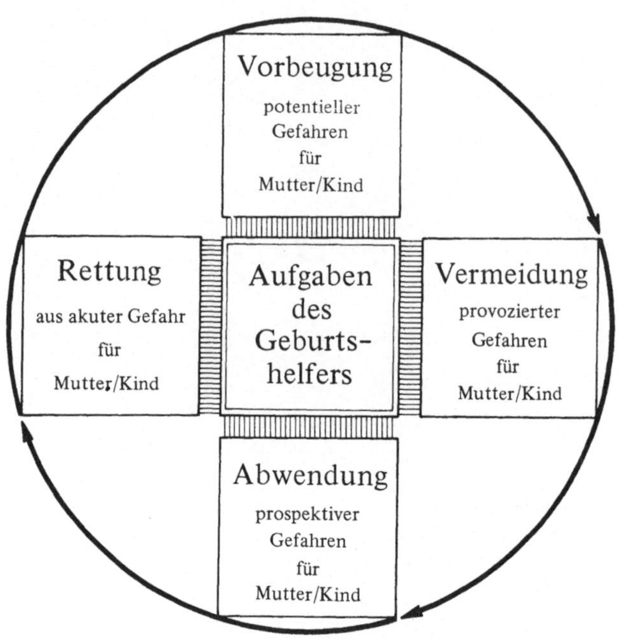

Abb. 3. Schematische Darstellung der Aufgaben des Geburtshelfers im Rahmen der Sectio caesarea (modifiziert nach (27))

ter und Kind dann nicht mehr akut, wenn durch medikamentöse Tokolyse mit Sympathicomimetica (Berotec) Tonus und Motilität des Uterus blockiert werden können. Dabei werden eventuell zu erwartende Nebeneffekte des Sympathicomimeticums am Herzkreislaufsystem durch Kombination mit Isoptin gemildert, der eigentlich erwünschte Effekt am Uterus zudem verbessert.
Bereist durch diese Maßnahmen wird die immer gleichzeitig vorhandene Gefährdung des Feten durch eine intrauterine Asphyxie verringert oder gar aufgehoben, indem die Placentaperfusion von den Auswirkungen der Uteruskontraktionen befreit wird.

Über die medikamentöse Tokolyse hinaus kann die Oxygenierung des Feten durch Sauerstoffapplikation an die Mutter verbessert werden, wenn simultan dazu Hypoventilation oder extreme Hyperventilation mit ihren jeweils ungünstigen Folgen auf die Placentaperfusion vermieden werden. Ein dem echten Bedarf der Schwangeren angepaßter Gasaustausch kann auch beim Feten zur Besserung von Teilfunktionen beitragen.

Ist im mütterlichen Organismus eine metabolische Acidose entstanden und auf den Feten transfundiert worden, so ist diese Acidose zwar nicht Ausdruck einer primären Schädigung des Feten, sie stellt aber eine fetale metabolische Acidose mit all ihren Auswirkungen auf die Hämodynamik und den Stoffwechsel dar. Die Alkalitherapie der mütterlichen Acidose wird folglich auch zur Besserung des Säure-Basen-Haushaltes beim Feten führen.

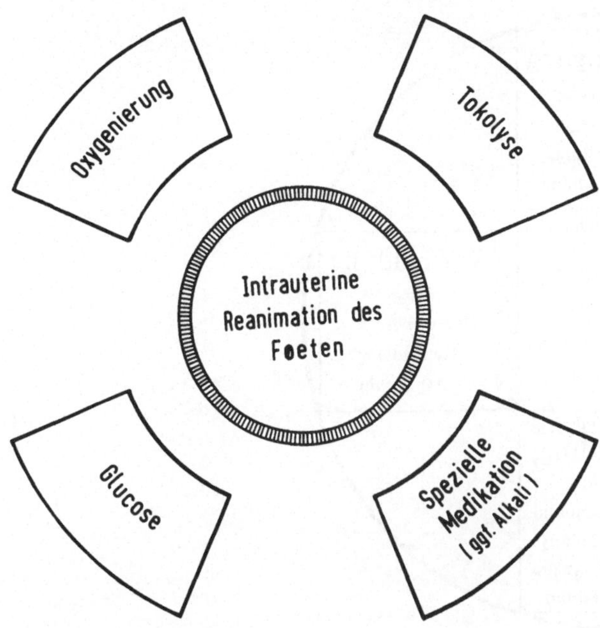

Abb. 4. Die "intrauterine Reanimation des Feten" (modifiziert nach (19, 20))

Schließlich sei darauf hingewiesen, daß gerade in der Situation der drohenden oder manifesten intrauterinen Asphyxie rasch ein Mangel an verwertbaren Energieträgern auftritt. Die frühzeitige und quantitativ suffiziente Applikation von Glucose an den Feten über den mütterlichen Kreislauf schafft günstige Voraussetzungen für die geplante operative Entbindung und die unmittelbar postpartale Phase.

Einer speziellen Medikation - z.B. mit Oxytheophyllinpräparaten - kann unter Umständen eine ergänzende Bedeutung zukommen.

Selbst leichte Grade der vorzeitigen Placentalösung haben heute nicht mehr die Sectio unter Katastrophenstimmung zur Folge. Blasensprengung sowie zunächst expektative Überwachung und Therapie der mütterlichen Hämodynamik ermöglichen in Kombination mit der intrauterinen Versorgung des Feten eine Entbindung unter optimalen Bedingungen.
Die Aufgaben des Anaesthesisten konzentrieren sich einerseits auf die Ergänzung der eben beschriebenen Maßnahmen des Geburtshelfers. Durch ständigen Informationsaustausch und frühzeitige Konsilien ist ihm die vorliegende Problematik bekannt, die Pathophysiologie und die therapeutischen Konsequenzen für die Anaesthesie geläufig.

Die vorbeugende Tätigkeit des Anaesthesisten beginnt gleichzeitig mit der des Geburtshelfers mit der frühzeitigen Installation eines venösen Zugangs, der Kalkulation einer ausgewogenen parenteralen Flüssigkeits-, Elektrolyt- und Kohlenhydratsubsti-

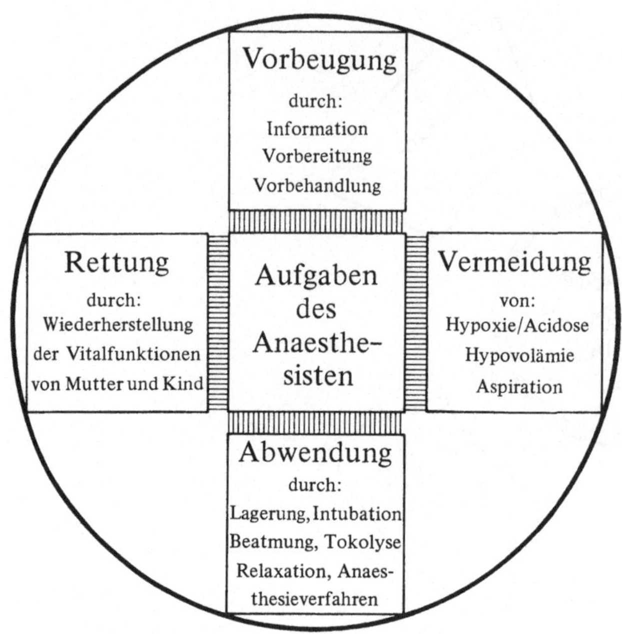

Abb. 5. Die Aufgaben des Anaesthesisten im Rahmen der Sectio caesarea

tution sowie der Sicherstellung eines adäquaten Gasaustausches für die Mutter und das Kind. Hypoxie, Acidose, Energiemangel und Hypovolämie lassen sich bereits dadurch weitgehend vermeiden.

Zur Operation wird die Patientin vorsichtig gelagert, wobei insbesondere die Hochlagerung der rechten Beckenseite zur Vermeidung eines occulten Vena cava inferior-Syndroms angezeigt ist.

Die Prämedikation besteht ausschließlich in der intravenösen Injektion eines Parasympathicolyticums, während alle oben genannten Maßnahmen fortgeführt werden.

Das Narkoseverfahren ist so auszuwählen, daß weder Mutter noch Fet Schaden leiden.

Vielfach werden Periduralanaesthesie oder Spinalanaesthesie als Verfahren der Wahl zumindest bei der primären und sekundären Sectio aus präventiver Indikation sowie der dringlichen Sectio propagiert. Abgesehen von den vielfach ungünstigen psychologischen Auswirkungen der mit diesen Methoden verbundenen Manipulationen ist ihr Verlauf nicht steuerbar,und ihre Nebenwirkungen durch Auswahl und Dosierung der zur Lokalanaesthesie verwendeten Medikamente sind nur schwer zu beheben.

Demgegenüber bietet die balancierte Allgemeinanaesthesie die Vorteile der Steuerbarkeit und der gezielten Anpassung an vorhersehbare wie nicht vorhersehbare Situationen.

Die Anaesthesieeinleitung beginnt nach der ausgiebigen Oxygenierung der Mutter und der Vorinjektion einer kleinen Dosis eines nicht depolarisierenden Muskelrelaxans mit der vorsichtigen Injektion des Induktionsmittels in möglichst niedriger Dosierung. Barbiturate sind nach wie vor am ehesten geeignet, vor Epontol sei aus verschiedenen Gründen gewarnt. Ketanest sollte bei jedem Verdacht einer Placentainsuffizienz, einer drohenden intrauterinen Asphyxie, bei Hypertension oder Eklampsie oder bei jeder Steigerung der Uterusmotilität vermieden werden.

Die endotracheale Intubation sollte nach dem Wirkungseintritt des Succinylcholin 20 sec nicht übersteigen. Während der gesamten Narkoseeinleitung besteht die Gefahr der endobronchialen Aspiration von Mageninhalt, bedingt entweder durch die verzögerte Magenentleerung oder die gesteigerte Produktion sauren Magensaftes unter dem Einfluß der Streß-Situation. Aus Gründen der Sicherheit muß daher jede Anaesthesie zur Sectio caesarea unter den Kautelen eingeleitet werden, die für den vollen Magen schlechthin gelten.

Kontrollierte Bedarfshyperventilation mit Sauerstoff-Lachgas im Verhältnis 1 : 1, kombiniert mit der Anwendung nicht depolarisierender Muskelrelaxantien, z.B. Alloferin, garantieren einen optimalen Gasaustausch sowohl bei der Mutter als auch zwischen Mutter und Kind. Halothan kann in niedriger Dosierung zugesetzt werden.

Gezielte Entspannung der Muskulatur durch Muskelrelaxantien und gezielte Entspannung des Uterus durch kurzzeitige Erhöhung der Halothan-Konzentration zum Zeitpunkt der Entwicklung des Kindes erleichtern die Arbeit des Geburtshelfers wie des Anaesthesisten gleichermaßen und schützen zudem das Kind vor unnötig langer und traumatischer Entbindung.

Die zeitabhängigen Auswirkungen von Lachgas oder Halothan auf den Feten lassen mit den genannten Verfahren, d.h. der Reduktion der Lachgas-Konzentration auf 50% und der Reduktion sonstiger Inhalationsanaesthetica auf ein Minimum weitgehend verhindern.

Weist das Neugeborene nach der Entbindung dennoch Zeichen einer Depression auf, so ist entweder die jetzt beim Neugeborenen vorhandene Restanaesthesie sachgerecht auszuleiten oder aber die Auswirkungen der bereits vor der Anaesthesie bestehenden Störungen sind zu behandeln. In jedem Falle muß dazu das gesamte Spektrum der Reanimationsmaßnahmen unverzüglich bereitstehen, wenn auch im Falle der Restanaesthesie des Neugeborenen nicht alle Methoden zur Anwendung kommen müssen.

Selbstverständlich setzt sich die Betreuung der Mutter über den gesamten Anaesthesie- und Operationsverlauf fort und endet mit der postoperativen Phase erst dann, wenn die Homöostase des mütterlichen Organismus voll gewährleistet ist.

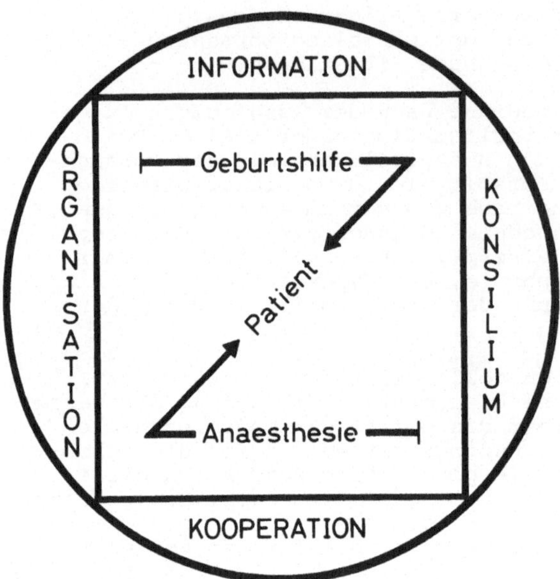

Abb. 6. Schematische Darstellung der notwendigen Zusammenarbeit zwischen Geburtshelfer und Anaesthesist im Rahmen der Sectio caesarea

Optimale Kooperation zwischen Geburtshelfern und Anaesthesisten schafft optimale Bedingungen für die Sectio aus vitaler wie aus dringlicher Indikation. Optimale Kooperation setzt aber voraus, daß der Anaesthesist über die Probleme des Geburtshelfers ebenso umfassend informiert ist wie umgekehrt und daß der Anaesthesist bereits bei jedem Verdacht auf eine anomale Schwangerschaft bzw. Geburt konsiliarisch zugezogen wird. Optimale Kooperation setzt schließlich entsprechende Organisationsformen voraus, mit deren Hilfe ständig neben dem Geburtshelfer auch ein Anaesthesist für den Kreißsaal verfügbar ist.

Zusammenfassung

Der Prozentsatz operativer Schnittentbindungen hat - bezogen auf die Gesamtgeburtenzahl - zugenommen. Hingegen ist die Anzahl der Notfall-Sectiones - insbesondere nach der Einführung der Tokolytica - zurückgegangen. Die Aufgaben des Geburtshelfers konzentrieren sich damit summarisch darauf, im Verlauf von Schwangerschaft und Geburt Gefahrenmomente prospektiv zu erfassen, die Geburt gegebenenfalls aus "präventiver Indikation" einzuleiten oder zu beendigen, eine Geburtsbeendigung aus vitaler Indikation jedoch zu vermeiden.

Die Aufgaben des Anaesthesisten konzentrieren sich auf die frühzeitige Information über die pathophysiologische Problematik bei Mutter und Kind, Vorbeugung potentieller Gefahren durch rechtzeitige Vorbereitung und Vorbehandlung, die Vermeidung von Hypoxie, Acidose, Hypovolämie und Aspiration, die Abwendung prospektiver Gefahren durch Sicherstellung eines adäquaten Gasaustausches und Adaptation der Anaesthesieverfahren an die jeweilige Situation sowie schließlich gegebenenfalls die Wiederherstellung der Vitalfunktionen von Mutter und Kind.

Optimale Kooperation zwischen Geburtshelfern und Anaesthesisten schafft optimale Bedingungen für die Sectio caesarea. Optimale Kooperation setzt aber frühzeitigen Informationsaustausch, frühzeitige Konsiliartätigkeit sowie entsprechende Organisationsformen voraus.

Summary

The percentage of caesarean sections birth rate has increased within the last few years in relation to the total. However mainly as a result of the present widespread use of tocolytic agents in obstetrical practice, the percentage of emergency caesarean sections has actually decreased.

Thus the obstrictians range of duty as well as that of the anesthesiologist has shifted, but expanded at the same time. The obstetrician's responsibilities primarily concern:

a) detection of anticipated risks during pregnancy and birth
b) early induction or termination of the birth process itself, if necessary for prevention of danger to mother or fetus.
c) avoidance of extreme emergency conditions.

The scope of the anesthesist's duties covers:

a) as early as possible acquiring information on the pathophyslidiological conditions in the case
b) prevention of potential danger by well-timed preparation and pretreatment
c) avoidance of hypoxia, acidosis, aspiration, and hypovolemia
d) avoidance of anticipated dangers by establishing an adequate gas exchange and by the accommodation of anesthetic techniques to the individual case
e) reestablishment of maternal and neonatal vital functions, if required.

Optimal cooperation between obstetrician and anesthesiologist promises equally optimal performance of cesarean sections.

But this kind of cooperation calls for sufficient exchange of information, well-timed consultation, and adequate organization.

Literatur

1. ABRAMSON, H.: Resuscitation of the newborn infant. Saint Louis: C.V. Mosby 1973.
2. AHNEFELD, F.W., DICK, W., REINEKE, H., DÖLP, R., MILEWSKI, P.: Resuscitation of neonates with special reference to the pathophysiology of respiration and circulatory disorders. Resuscitation 1, 285 (1972).
3. BONICA, J.J.: Principles and practise of obstetric analgesia and anesthesia. Oxford: Blackwell 1969.
4. BRETSCHER, J.: Kritische Bemerkungen zur transmaternalen Therapie fetaler Gefahrenzustände.In:Perinatale Medizin(E. SALING,J.W.DUDENHAUSEN,Hrsg.),S.192,Stuttgart:Thieme 1972.

5. CASTRÉN, O., GUMMERUS, M., SAARIKOSKI, S., SOIVA, K.: Zur Wirkung der Beta-Sympathikomimetika während der Geburt auf die Adaptation des Neugeborenen. Geburtsh. u. Frauenheilk. 32, 943 (1972).
6. CRAWFORD, J.S., BURTON, M., DAVIES, P.: Time and lateral tilt at cesarean section. Brit.J. Anesth. 44, 477 (1972).
7. DICK, W., JONATHA, W.-D., MILEWSKI, P., TRAUB, E.: Untersuchungen zum materno-fetalen Gasaustuasch während der Schlafgeburt mit kontrollierter Beatmung. Fortschr. perinat.Med. (im Druck).
8. DICK, W., KREUSCHER, H.: Vergleichende Untersuchungen zur Succinylcholin-Bradycardie bei Kindern. In: Ketamin (M. GEMPERLE, H. KREUSCHER, D. LANGREHR, Hrsg.), Anaesthesiologie und Wiederbelebung, Bd. 69, S.89. Berlin-Heidelberg-New York:Springer 1973.
9. DICK, W., BORST, R., FODOR, L., HAUG, H., MILEWSKI, P., TRAUB, E.: Ketamin in obstetrical anesthesia. Clinical and experimental results. Periat. Med. (im Druck).
10. ESTEBAN-ALTIRRIBA, J., GAMISSANS, O., DURAN, P., CALAF,J., RENE, A.: Administration of beta-mimetic agents to the mother as a conservative therapy in cases of intrapartum fetal acidoses (with special reference to the validity of the methods on control). In: Perinatale Medizin, (E.SALING, J.W. DUDENHAUSEN, Hrsg.), S. 198, Stuttgart: Thieme 1972.
11. JASSIR, C., KOU-CHEN, YU, MARX, G.F.: Alveolar-arterial oxygen difference in parturient women with two types of uterine displacement. Anesth. Analg.Curr.Res. 52, 43 (1973).
12. JOHNSON, G.H., BRINKMAN, C.R., ASSALI, N.S.: Effects of acid and base infusion on umbilical hemodynamics. Amer.J. Obstet. Gynecol. 112, 1122 (1972).
13. KUBLI, F.: Kommentar zur medikamentösen Behandlung des Feten über die Mutter in der Spätschwangerschaft. In:Perinatale Medizin (E. SALING, J.W. DUDENHAUSEN, Hrsg.), S.208, Stuttgart: Thieme 1972.
14. MARX, G.F., MATEO, C.V.: Effects of different oxygen concentrations during general anesthetica for elective cesarean section. Canad. Anesth.Soc.J. 18, 587 (1971).
15. MICHEL, C.F., HECKEROTH, V.: Untersuchungen zur Frage der medikamentösen Therapie der intrauterinen Asphyxie.Z.Geburtsh. u. Perinat. 176, 453 (1972).
16. MICHEL, C.F.: Die konservative Therapie der intrauterinen Asphyxie. In: Perinatale Medizin (E.SALING, J.W.DUDENHAUSEN, Hrsg.) S. 210, Stuttgart:Thieme 1972.
17. MOSLER, K.-H.: Probleme der Wehenhemmung durch Pharmaka. Med.Klin. 64, 133 (1969).
18. MÜLLER, G., HORKA,G., MANN, H.: Zur Statistik der perinatalen Asphyxie aus morphologischer Sicht. Dtsch.med.Wschr. 5, 189 (1971).
19. PONTONNIER, G., TOURNIER, C., DAT,S., DELMAS,H., MONROZIES, M., PONTONNIER, A.: Premiers essais de réanimation du foetus humain "in utero" pendant l'accouchement. I. Le bilan de moyens.Rev. franc. Gynéc. 66, 517 (1971).
20. PONTONNIER, G., TOURNIER, C., DAT, S., GRANDJEAN, H., de la FUENTE, P., GONZALEZ, A., CASTELLANOS,R.D.,EZCURDIA, M., PRIETO, A.G., MARQUEZ, C., WONG, J., USANDIZAGA, J.A.: Premiers essais de réanimation du foetus humain pendant l'accouchement. II. - A propes de 18 observations.Rev.franc Gynéc. 67, 1 (1972).

21. ROEMER, V.M., RUPPIN, E., DIECKMANN, W., NEESER, K.H.: Beitrag zur postpartualen Zustandsdiagnostik des Feten nach Schnittentbindungen.Geburtsh. u. Frauenheilk. 10, 936 (1971)
22. ROEMER, V.M., HINSELMANN, M.:The influence of time at cesarean section.Z.Geburtsh. u. Perinat. 177, 43 (1973).
23. SALING, E.: Das Kind im Bereich der Geburtshilfe.Stuttgart: Thieme 1966.
24. STOCKHAUSEN, H., SCHNELL, J., RÜTHER, K.: Die Tokolyse unter der Geburt - eine tokographische Vergleichsuntersuchung bei Anwendung verschiedener tokolytischer Substanzen.Geburtsh. u. Frauenheilk. 32, 46 (1972).
25. SYMONDS, E.M.: Configuration of the fetal electrocardiogram in relation to fetal acid-base balance and plasma electrolytes. Obstet.Gyn. 78, 957 (1971).
26. WEIDINGER, H., WIEST, W.: Behandlung der vorzeitigen Wehentätigkeit mit einem neuen Tokolytikum und Isoptin.Fortschr. Med. 89, 1380 (1971).
27. KÄSER, O., PALLASKE, H.J.: Geburt. In: Gynäkologie und Geburtshilfe (O. Käser, Hrsg.), Bd. 2., Stuttgart:Thieme 1967.

Prophylaxe und Therapie der Gestose

Von W. Jonatha

Unter Gestose versteht man eine häufige, nur in der Schwangerschaft auftretende Erkrankung, die mit Ödemen, Proteinurie und Hypertonie einhergeht. Diese Symptome können einzeln oder auch kombiniert auftreten. Die Genese der Erkrankung ist noch nicht geklärt. Die Bedeutung, die man dem Problem der Gestose in der Geburtshilfe beimißt, mag daraus ersehen werden, daß im deutschsprachigen Raum eine "Organisation Gestose" gegründet wurde, die u.a. eine einheitliche Nomenklatur erarbeitet hat.Danach spricht man von

Ödemen (E), wenn das Gewicht nach der 28. Schwangerschaftswoche mehr als 500 g wöchentlich zunimmt, oder wenn morgens noch klinisch manifeste Ödeme nachweisbar sind,

Proteinurie (P), wenn im 24-Std-Urin die Eiweißausscheidung mehr als 0,5‰ Esbach beträgt,

Hypertonie (H), wenn ein systolischer Wert von über 135 mm Hg oder ein diastolischer von über 85 mm Hg gemessen wird.

Es wird zwischen mono- und polysymptomatischer Gestose, drohender Eklampsie und manifester Eklampsie unterschieden.

Auf die Bezeichnung Pfropfgestose wird bewußt verzichtet, da die Abklärung einer Grunderkrankung während der Schwangerschaft sehr schwer oder oft nicht möglich ist. Hierbei muß jedoch betont werden, daß nach der Entbindung alle Frauen mit zumindest durchgemachter schwerer EPH-Gestose systematisch nachuntersucht werden sollten, da es sich nach der neueren Literatur in mehr als der Hälfte aller Fälle um Pfropfgestosen handelt. Genaue internistische Durchuntersuchungen, ca. 6-10 Wochen post partum, können im Hinblick auf weitere Schwangerschaften als Gestose-Prophylaxe bezeichnet werden.

Tabelle 1 zeigt ein von der "Organisation Gestose" empfohlenes Punkteschema, das sowohl eine Kontrolle des Therapieerfolges im Einzelfall, als auch einen Vergleich der Ergebnisse verschiedener Autoren eher ermöglicht.

Das Schwergewicht der Prophylaxe liegt auf der möglichst frühen Erkennung der EPH-Symptomatik. Regelmäßige Schwangerschafts-Vorsorgeuntersuchungen mit Häufung der Kontrollen in der Spätgravidität sind derzeit der sicherste und gangbarste Weg.Die Neufassung der Mutterschafts-Richtlinien des Bundesausschusses für Ärzte und Krankenkassen vom 7. Oktober 1971 trägt dem Rechnung (Tabelle 2).

Tabelle 1

Name:				geb.:										
Gestose-Index														
	0	1	2	3	Datum	Datum	Datum	Datum	Datum	Datum	Datum	Datum	Datum	Datum
Ödeme nach Bettruhe	keine	tibiale	generalisierte	-										
Proteinurie in o/oo nach Esbach	< 0,5	0,5-2	2-5	> 5										
Blutdruck systol.	< 140	140-160	160-180	>180										
Blutdruck diastol.	< 90	90-100	100-110	>110										
		Gestose-Index												

RR-Messung

unter Berücksichtigung des Arm-Umfanges (Siehe Tabelle).
Sofern Blutdruck erhöht, Kontrolle nach 5min. liegen.
Dieser Kontrollwert ist für den Index maßgebend.

Symptome der Eclampsia EI ja ☐ nein ☐

Proteinurie:

Sofern Eiweiß positiv, Schnell-Esbach
a) bei ambulanten Patienten im Spontan-Urin
b) bei stationären Patienten immer im 24-Std-Urin.

Symptome der Eklampsia EC ja ☐ nein ☐

Tabelle 2. Untersuchungen während der normalen Schwangerschaft

Erste Untersuchung (6.-12. Woche):

Familien-,Eigen-,Schwangerschafts-,Arbeits- und Sozialanamnese

Gynäkologische Untersuchung	(möglichst mit cytologischem Abstrich von der Portio).
Allgemein-Untersuchung	(dabei Kontrolle von Blutdruck,Gewicht,Urin-Eiweiß,-Zucker+Sediment, Hb).
Serologische Untersuchung	auf Lues- und Rötelinfektionen.
Beratendes Gespräch.	
Anlage des Mutterpasses.	

Weitere Kontrollen (anfangs alle 4 Wochen):

16.Woche	bei jedem Besuch		Blutgruppe,Rh-Faktor, Antikörpersuchtest
20.Woche	müssen regelmä-		
24.Woche	ßig kontrol-	bei jedem	
28.Woche	liert werden:	Besuch müs-	
30.Woche	Blutdruck,	sen kontrol-	Hb und AKS(wenn Pat. rh-).
32.Woche	Gewicht,	liert werden:	
34.Woche	Ödeme,	Fundusstand,	Hb und AKS(wenn Pat. rh-).
36.Woche	Urin:	fetale Herz-	
37.Woche	Eiweiß,	töne,	vag.Beckenaustastung, Hb u. AKS(bei allen Frauen).
38.Woche	Zucker,	Lage des	
39.Woche	(evtl.	Kindes,	
40.Woche	Sediment.	Portiobefund.	

Speziell geachtet werden sollte dabei auf Diabetikerinnen,Gravide mit kardio-vasculären und renalen Erkrankungen in der Anamnese, Frauen mit Adipositas, Gemini, Hydramnion, alte und sehr junge Erstpara und auch Frauen, die bereits in einer früheren Gravidität EPH-Symptome aufwiesen, da bei diesen Risikogruppen mit größerer Wahrscheinlichkeit eine Gestose zu erwarten ist.

Durch die frühzeitige Diagnose und damit rechtzeitige symptomatische Behandlung können zumindest schwerere Gestose-Erkrankungen vermieden werden. Eindrucksvoll hierfür ist das Beispiel aus Australien und Neuseeland:

Nach Intensivierung der Schwangerschafts-Vorsorgeuntersuchung sank die Eklampsiefrequenz von 1:350 auf 1:1700 Geburten. Da praktisch nur die Eklampsie mit einer akuten Lebensbedrohung für die Mutter einhergeht (nach der Literatur liegt die mütterliche Eklampsie-Sterblichkeit zwischen 4 und 10%), kann so die Müttersterblichkeit herabgesetzt werden.

Eine Prophylaxe im engeren Sinne kann durch richtige Ernährung der Schwangeren erreicht werden. So wurde im letzten Weltkrieg eine deutliche Abnahme der Gestose-Frequenz in Europa festgestellt; zu beachten ist aber, daß bei echter Mangelernährung dagegen die Häufigkeit der Gestose-Erkrankung wieder steigt.

Grundlage der Prophylaxe und Therapie ist daher eine kalorienarme (1500-2500 kcal/die), vitamin- und eiweißreiche (60-150 g Eiweiß/die), kochsalz- und flüssigkeitsarme Diät. Der Wert der NaCl-Einschränkung ist allerdings umstritten.

In Zukunft bedeutungsvoll werden könnte die zwischen Prophylaxe und Therapie stehende Heparinisierung in der Gravidität bei beginnender Hypertonie. Auf diese Weise können wahrscheinlich in einigen Fällen die auf Mikrozirkulations-Störungen beruhenden Fibrinablagerungen der Placenta (sog. Placenta-Infarkte) vermieden und Austauschvorgänge zwischen Fet und Mutter aufrechterhalten werden. Problematisch ist unserer Meinung nach eine vorherige Streptokinase-Therapie zur Auflösung bereits bestehender Fibrinniederschläge. Größere Erfahrungsberichte stehen noch aus.

Wie bereits erwähnt, ist eine kausale Therapie der Gestose unbekannt. Wird bei den Routine-Schwangerschafts-Kontrollen eine Mono- oder Polysymptomatik festgestellt, so muß die Patientin einer intensiven Überwachung und konsequenten Behandlung zugeführt werden. Je früher die Behandlung einsetzt, desto besser sind die Ergebnisse. Grundlage der Therapie sollte außer der bereits erwähnten Diät Bettruhe und großzügige stationäre Aufnahme zur Reduzierung der täglichen physischen und psychischen Belastungen sein. Eine medikamentöse Sedierung ist häufig vorteilhaft.

Wann eine Patientin wegen der EPH-Symptomatik stationär aufgenommen werden sollte, kann nicht generell entschieden werden, da zu viele Faktoren eine Rolle spielen. Eine möglichst frühe Hospitalisierung erscheint notwendig, da schon allein durch Bettruhe die Durchblutung von Niere und Uterus verbessert und auch die kontinuierliche Überwachung des Feten gewährleistet wird. In einem großen Teil der Fälle kann so bereits ein Abklingen der Gestosezeichen beobachtet werden.

Sind nur Ödeme vorhanden, so kann im allgemeinen bei entsprechend ambulant durchgeführter Therapie abgewartet werden, denn eine reine E-Gestose ist mit keiner erhöhten fetalen Mortalität verbunden. Allerdings muß die Patientin streng überwacht werden, da Ödeme oft eine beginnende Hypertonie und/oder Proteinurie anzeigen. Spätestens bei Hypertonien von diastolisch über 100 mm Hg und systolisch über 160 mm Hg, Eiweißausscheidungen von mehr als 2‰ Esbach im 24-Std-Urin oder ungenügendem Erfolg der ambulanten Behandlung sollte die Schwangere stationär aufgenommen werden.

Bei Ödemen können ambulant Saluretica, wie z.B. Chlorthalidon (Hygroton) und Fursemid (Lasix) 2-3 mal wöchentlich gegeben werden. Bei der stationären Behandlung hat sich vor allem Fursemid (Lasix) parenteral bewährt. Bei längerer Gabe darf jedoch auf Serum-Elektrolyt-Kontrollen nicht verzichtet werden.

Die Wirkung des Aldosteronhemmers Aldactone ist umstritten.Bei schwersten Gestosen muß vor einer sofortigen Salidiureticagabe gewarnt werden, da einmal nicht nur schwere Elektrolytstörungen bereits vorliegen können, sondern weil auch praktisch immer intravasal ein ausgeprägter Mangel an freiem Wasser herrscht. Forcierte Ausschwemmung führt dann zu einer weiteren Erhöhung der Viscosität des Blutes mit allen Konsequenzen.

Einen erhöhten Blutdruck zu senken, ist heute kein Problem mehr. Die Schwierigkeit in der Gravidität liegt vielmehr darin, Blutdruckschwankungen und ein zu schnelles Absinken zu vermeiden. Durch rasche RR-Senkung kann eine chronische Placentainsuffizienz mit Erfordernis-Hochdruck in eine akute Insuffizienz übergehen und zu einem plötzlichen intrauterinen Fruchttod führen. Außerdem können so eklamptische Anfälle provoziert werden. Innerhalb von einer Stunde sollte der Ausgangs-RR-Wert höchstens um 20% gesenkt werden.

Als Basis-Hypotensivum hat sich Reserpin (Serpasil) mit einer nur mäßigen blutdrucksenkenden und leicht sedierenden Wirkung durchgesetzt. Durch Abnahme des peripheren Widerstandes kommt es u.a. zu einer gewissen Verbesserung der Nieren- und Placentadurchblutung. Bedrohliche Blutdruckstürze kommen bei alleiniger Serpasilgabe selten vor. Bei einer ambulanten Behandlung des erhöhten Blutdruckes haben sich Kombinationspräparate mit Serpasil, wie z.B. Adelphan und Briserin bewährt. Kann bei einer stationären H-Gestose-Behandlung allein mit Serpasil i.v. oder i.m. kein ausreichender blutdrucksenkender Effekt erreicht werden, so können Nepresol, Catapressan oder Methyl-Dopa zusätzlich gegeben werden. Phenothiazine sollten wegen der unkontrolliert potenzierenden Wirkung auf Antihypertensiva und Narkotica nicht mehr verabfolgt werden.Aderlässe sind als Kunstfehler zu betrachten.

Eine symptomatische Therapie der Proteinurie ist nicht bekannt. Bei erniedrigtem Gesamteiweiß im Serum und bei schweren Gestosen muß jedoch Eiweiß parenteral substituiert werden. Um eine zusätzliche NaCl-Gabe zu vermeiden, steht NaCl-armes Albumin zur Verfügung.

Schwere Gestosen können bekanntlich mit Gerinnungsstörungen einhergehen. Im Serum von Gestose-Patientinnen sind vermehrt Fibrin-Abbauprodukte nachweisbar. Spätestens bei Auftreten einer Oligurie-Anurie sollte deshalb heparinisiert und evtl. zusätzlich Trasylol gegeben werden. Bei schweren Gestosen kann auch bereits prophylaktisch Heparin in einer niedrigen Dosierung injiziert werden. Heparin, das bekanntlich nicht placentagängig ist, verhindert Mikrothromben und Fibrinablagerungen u. a. in den Nieren und greift somit in das pathogenetische Geschehen der Gestose direkt ein.

Zur bereits erwähnten Therapie der Gestose können noch gefäßerweiternde Mittel, wie z.B. die ß-Sympaticomimetica gegeben werden. Durch eine periphere Vasodilatation, Entleerung der Blutspeicher und Erhöhung des Schlagvolumens soll eine bessere Durchblutung von Niere und Placenta erreicht und damit eine günstigere Stoffwechsel-Situation für den Feten geschaffen werden; außerdem kommt es zu einer mäßigen Senkung des erhöhten Blutdrucks.

Treten zur EPH-Symptomatik noch subjektive Zeichen (Kopfschmerzen, Augenflimmern, Unruhe, Magensymptome) drohender Eklampsie auf, dann muß unverzüglich mit einer intentiven Sedierung begonnen werden, da jeden Augenblick mit einem Krampfanfall gerechnet werden muß. Bewährt haben sich dafür vor allem Magnesiumsulfat und Distraneurin. Zur Überbrückung können anfangs noch Valium oder ein kurz wirkendes Barbiturat intravenös injiziert werden. Weitere Behandlung und Intensivüberwachung hat wie bei der Eklampsie zu erfolgen.

Sinn der Gestoseprophylaxe- und therapie ist außer der Verhütung der mütterlichen Eklampsie eine Vermeidung bzw. Verminderung der Gefahren für das Kind. Während die Reduzierung der Eklampsiefrequenz (sie wird mit 0,01-0,4% aller Geburten angegeben) eindeutig ist, beträgt die perinatale Mortalität der Gestose immer noch bis zu 22,5%.

FRIEDBERG und später NEME konnten anhand ihres Untersuchungsmaterials feststellen, daß die symptomatische Gestosebehandlung die kindliche Sterblichkeit nur gering beeinflußt hat. Die Höhe des Risikos hängt von den einzelnen Symptomen, bzw. deren Kombination, von der Dauer und Stärke der Symptome ab. Pfropfgestosen gelten als besonders ungünstig. GÖCKE gibt bei monosymptomatischen Gestosen eine perinatale Sterblichkeit von 7%, bei polysymptomatischen Gestosen von 11%, bei drohender Eklampsie von 24% und bei manifester Eklampsie gar von 38% an.

Nach BROWNE steigt mit zunehmender Eiweißausscheidung im Urin die Kindersterblichkeit auf 39% bei über 2g Eiweiß/l Urin an.

Eng verknüpft mit der Mortalität sind bei der Gestose die Probleme von Frühgeburt und Dysmaturität (Small for date-babies). Bei den verschiedenen Gestose-Stadien finden sich bis zu 50% Neugeborene unter 2500 g Geburtsgewicht. Während der Geburtshelfer über die perinatale Sterblichkeit meist gut informiert ist, erfährt er leider nur selten etwas über das weitere Schicksal der von ihm entbundenen Kinder. An dieser Stelle muß deshalb besonders betont werden, daß Kinder, deren Mütter in der Gravidität Gestose-Zeichen aufwiesen, bis zu 20% Entwicklungsstörungen zeigen.

Angesichts dieser Zahlen erscheint eine intensive Überwachung des Feten zur rechtzeitigen Erkennung einer intrauterinen Gefährdung besonders wichtig. Zu diesem Zweck sollten möglichst viele neue Untersuchungsmethoden und Apparate in der perinatalen Medizin angewandt bzw. eingesetzt werden (s. Tabellen 3-7). Spätestens bei Zeichen einer fetalen Gefährdung muß dann eine vorzeitige Schwangerschafts-Beendigung diskutiert werden, da eine intrauterine Behandlung derzeit noch nicht sicher möglich ist. Die Schwierigkeit liegt hierbei in der Abwägung der Gefährdungen: Intrauterin durch Placentainsuffizienz und nach der Geburt durch Frühgeburtlichkeit und/oder Dysmaturität. Aber selbst bei einem kaum lebensfähigen Kinde vor der 34. Schwangerschaftswoche muß bei schwersten, therapieresistenten Gestosen eine Entbindung erwogen werden, da es nach der Geburt häufig zu einer schnellen Besserung des mütterlichen Allgemeinzustandes kommt. Über den Modus der Geburtsbeendigung nach der 34./ 35. Schwangerschaftswoche, vaginal oder abdominal, besteht keine einhellige Meinung. In der Literatur, besonders in der

Tabelle 3. Diagnostische Erfassung der EPH-Gestose (Minimalprogramm)

---

1. Harnuntersuchungen

   Menge des 24-Std-Urins mit quantitativer messung des Eiweißes

   Zucker; Sediment

   Kultur (Keim- und Resistenzbestimmung)

   Elektrolyte

2. Blutuntersuchungen

   Hb, HK

   Gesamteiweiß, Elektrophorese

   Serum-Kreatinin und Harnstoff

   "Leberproben"

   Gerinnungsstatus

   Säure-Basen-Status (Astrup)

3. Augenhintergrundspiegelung

---

anglo-amerikanischen, wird empfohlen, immer erst eine Entbindung per via naturalem anzustreben. Vom patho-physiologischen Geschehen her muß jedoch damit gerechnet werden, daß die meist bestehende chronische Placentainsuffizienz durch Wehentätigkeit schnell in eine akute übergehen und somit eine Schädigung oder gar den Exitus des Feten bewirken kann. Unseres Erachtens sollte deshalb bei schweren und evtl. auch mittelschweren Gestosen sowie bei Zeichen fetaler Gefährdung die Indikation zur Sectio sehr großzügig gestellt werden.

Durch die moderne Anaesthesie und Intensivpflege ist eine Operation praktisch in jedem Stadium der EPH-Gestose möglich geworden. Somit besteht die Hoffnung, auch die perinatale Kindersterblichkeit weiter zu senken.

Zusammenfassung

Die EPH-Gestose ist eine häufige, nur in der Schwangerschaft auftretende Erkrankung, die mit Gefahren für Mutter und Kind verbunden ist.

Da bisher die Genese nicht geklärt werden konnte, ist eine kausale Therapie unbekannt. Um so wichtiger ist die frühzeitige Erkennung der EPH-Symptomatik, die derzeit am einfachsten und sichersten durch häufige Schwangerschafts-Kontrolluntersuchungen zu erfassen ist.

Tabelle 4. Behandlung der leichten EPH-Gestose

	Ambulante Behandlung möglich (großzügig Arbeitsunfähigkeitsbescheinigung ausstellen).
Diät	Eiweißreich, fett-, kochsalz- und flüssigkeitsarm; insges. unter 2500 kcal/die.
Saluretica	Bei Ödemen jeden 2.-3. Tag 1 Tablette eines Diureticums.
Hypotensiva	Bei Hochdruck, wenn dieser nach 3-4 Tagen Bettruhe und Diät nicht normalisiert wird, vorwiegend Reserpin oder Kombinationspräparate mit Reserpin
Sedativa	meist nicht notwendig
zusätzliche Therapie-Möglichkeiten	Beta-Mimetica+ Isoptin

Grundlage der symptomatischen Behandlung sind außer Bettruhe und einer eiweißreichen, salz-, wasser- und kalorienarmen Diät Hypotensiva und Saluretica. Zusätzliche Gabe von ß-Mimetica in Kombination mit Isoptin ist möglich. Bei schweren Gestosen erscheint eine Heparinisierung vorteilhaft.

Durch frühzeitige symptomatische Gestosebehandlung können schwere Krankheitsbilder weitgehend verhindert werden. Während so die mütterliche Sterblichkeit eindeutig gesenkt werden konnte, ist die fetale Morbidität und Mortalität immer noch hoch. Es wird deshalb gefordert, daß bei diesen Risiko-Schwangerschaften alle diagnostischen Möglichkeiten der Perinatal-Medizin wahrgenommen werden, damit bei fetalen Gefahrenzeichen nach der 34./35. Woche rechtzeitig eine Schwangerschaftsbeendigung vorgenommen werden kann. Da durch Wehentätigkeit eine chronische Placentainsuffizienz leicht in eine akute übergehen kann, sollte die Indikation zur Sectio, die durch die moderne Anaesthesie und Intensivüberwachung praktisch in jedem Stadium der Gestose möglich ist, großzügig gestellt werden.

Tabelle 5. Behandlung der EPH - Gestose

	Mittelschwere bis schwere Gestose	Eklampsia immineus
	Klinikbehandlung	Klinikbehandlung (Intensivüberwachung)
Diät	Eiweißreich, fett-, kochsalz- und flüssigkeitsarm; insges. unter 1500 kcal/die.	Hochkalorische Infusionstherapie, NaCl-armes Albumin i.v.; Elektrolytbilanzierung.
Saluretica	Bei Ödemen zuerst möglichst ein injizierbares Diureticum (evtl. in Kombination mit Mannit-Infusionen); dann oral.	Vorgehen wie vorige Spalte. Vorsicht bei sofortiger Diureticagabe! (Möglichst zuerst Elektrolyte und HK)
Hypotensiva	Bei Hochdruck Reserpin oder Kombinationspräparate mit Reserpin.	Langsame RR-Senkung (1.Std. maximal 20% des Ausgangswertes) mit Reserpin als Basis-Hypotensivum, i.m. oder i.v.; zusätzlich Nepresol,Catapressan oder dergl.
Sedativa	Valium	Valium, Magnesiumsulfat, Distraneurin.
zusätzliche Therapie-Möglichkeiten	ß-Mimetica + Isoptin (anfangs möglichst parenteral); oder evtl. Complamin; Heparinisierung	Prophylaktische Heparinisierung; ß-Mimetica (wie vorige Spalte).

Tabelle 6. Überwachungsmöglichkeiten des Feten bei EPH-Gestose in der Gravidität

Gesamtöstrogene im 24-Std-Urin (möglichst DHEA-Test)
Kardiotokographie (ab der 38. Woche evtl. mit Oxytocin-Belastungstest)
Amnioskopien (ab der 36. Schwangerschaftswoche)
Ultraschall (Größenmessungen des Kindes)
(Fetales EKG (cytologischer Abstrich, HPL)

Tabelle 7. Überwachungsmöglichkeiten des Feten bei EPH-Gestose unter der Geburt

Mikroblutuntersuchungen (vom vorangehenden Teil)
Kontinuierliche Kardiotokographie
Amnioskopie (Beginn der Eröffnungsperiode)

Summary

Toxemia in pregnancy (EPH) or gestosis is a common disease represents a risk for the mother and child.

Causal treatment is unknown, since its genesis could not be explored until now. The early diagnosis of the EPH-symptoms by frequent examination during prenatal care is therefore most important.

The basis of the symptomatic treatment besides bed rest , is a high-protein, low-salt, low-water, and low-calorie diet, as well as the administration of hypotensive and saluretic drugs.

Additional use of ß-mimetics un combination with Isoptin is also feasible. For the most severe cases of toxemia, heparinization seems to work favorably. By early symptomatic treatment of gestosis, severe clinical pictures can be prevented.

Although maternal death rate could be decreased significantly, fetal morbidity is still high. After the 34th to 35th week it is therefore necessary in these high-risk pregnancies to carry out all diagnostic procedures of perinatal medicine so that a cesarean section can be performed in sufficient to avoid danger to the fetus.

The necessity for ceasarean section should be considered generously, since a chronic placental insufficiency may easily be aggravated to a acute state during labor.

Today modern anesthesia and postoperative intensive care make this procedure possible in each state of toxemia in pregnancy.

Literatur

ANGER, H.: Vortrag auf 77. Tagg. Nordwestdtsch.Ges.Gynäkologie. Hannover 1973

BERGSTEIN, N.A.M.: Kann man durch Complamin-Retard die Placentafunktion beeinflussen? In:EPH-Gestose (E.T.RIPPMANN,Hrsg). Berlin: de Gruyter 1972.

BOLTE, A., STEINBRÜCK,G.: Distraneurin bei therapieresistenten eklamptischen Anfällen. Geburtsh. Frauenheilh. 29, 143 (1969).

BOODT, P.J., DROGENDIJK, A.C.: The effect of spironolactone on sodium-diuresis in normal and hypertensive pregnancy.In: EPH-Gestose (E.T.RIPPMANN, Hrsg.). Berlin: de Gruyter 1972.

BRAIN, D.M., KUAH, K.B., DISCON,H.B.: Heparin treatment of haemolysis and thrombocytopenia in pre-eclampsia.J.Obstet. Gynec.Brit. Cwlth. 74, 702 (1967).

BREGULLA, K.: Ernährung in der Schwangerschaft und bei toxikosegefährdeten Frauen. In: EPH-Gestose (E.T.RIPPMANN, Hrsg.) Berlin:: de Gruyter 1972.

BREHM, R., JANISCH, H.: Heparintherapie der EPH-Gestose.Dtsch. med.Wschr. 97, 417 (1972).

BROWNE, J.C.M.: Survey of eclampsia.Path.Microbiol. 24, 542 (1961).

BROWNE,J.,McCLURE,C.: Symptomatic Classification.In: EPH-Gestose (E.T.RIPPMANN, Hrsg.). Berlin: de Gruyter 1972.

CLAYTON,S.G.: Obstetrics. Aberdeen: Univ. Press 1972.

CORHILL, T.F.: Experiences to toxaemia control in Australia and New Zealand. Path. et Microbiol. Basel 24, 428 (1961).

DIECKMANN, W.J., POTTINGER, R.E., RYNKIEWICZ, L.M.:Etiology of pre-eclampsia. Amer.J.Obstet.Gynec. 63, 783 (1952).

DIECKMANN, W.J.: The toxaemias of pregnancy. St.Louis:Mosby 1972

DUFFUS, G.M., TUNSTALL, M.E., MacGILLIVRAY, J.: Intravenous chlormethiazole in pre-eclamptic toxaemia in labour.Lancet 1968I, 335.

DUFFUS, G.M., TUNSTALL, M.E., CONDIE, R.G., MacGILLIVRAY, J.: Chlormethiazole in prevention of eclampsia and the reduction of perinatal mortality.J.Obstet.Gynaec.Brit.Cwlth. 76, 645 (1969).

FRIEDBERG, V.: Über die perinatale Sterblichkeit der Neugeborenen bei Praeklampsien.Geburtsh. u. Frauenheilk. 24, 649 (1964)

FRIEDBERG, V., HOCHULI, E.: Schwangerschaftstoxikosen.In: Gynäkologie und Geburtshilfe (KÄSER, O. et al., Hrsg.), Bd. 2. Stuttgart: Thieme 1967.

FRITZSCH,W., BIRNBAUM,M., FLACH, W., ISSEL, E.P.: Spätschäden nach Eklampsie. Zbl. Gynäk. 92, 1009 (1970).

GOECKE, C.: Zur Anwendung der symptomatischen Klassifikation der Spätgestosen. In: EPH-Gestose (E.T.RIPPMANN, Hrsg.).Berlin: de Gruyter 1972.

HENDERSON, A.H., PUGSLAY, D.J., THOMAS, D.P.:Fibrin degradation products in pre-eclamptic toxaemia and eclampsia.Brit.med.J. 1970 III, 545.

HOCHULI, E.: Die Spätgestose. Der Gynäkologe 3, H. 2 (1970).
HOCHULI, E., WEICHE, V.: Zur Dauermedikation mit hypotensiven Substanzen in graviditate.Geburtsh. u. Frauenheilk. 32, 32 (1972).
JANICEK, M., GAZAREK, F., KRIKAL, Z., PORST, K., PORST, H.: Langfristiges Verfolgen von Diuresen, Natriurese und Kaliurese nach Kochsalzbelastung bei gesunden Schwangeren, bei Schwangeren mit Spätgestose und bei gesunden Nichtschwangeren.Zbl. Gynäk. 92, 1022 (1970).
JANISCH, H.: Morphologische und funktionelle Veränderungen bei EPH-Gestose. Z. Geburtsh. Hynäk. 174, 107 (1971).
KYANK, H., SCHUBERT, E., GYOENYOESSY, A.: Auswertung der Auswertung der Eklampsien. Sammelstatistik der Jahre 1957-1960 an 72 deutschen Frauenkliniken. Geburtsh. u. Frauenheilk.23, 962 (1963).
KYANK, H., SCHOLZ, B., SCHWARZ, R.: Einfluß der Bettruhe auf die Symptomatik der Spätgestose.Zbl. Gynäk. 94, 1077 (1972).
KYANK, H., HERRE, D.H., PLESSE, R.: Klinik der chronischen Placentainsuffizienz. Zbl. Gynäk. 95, 65 (1973).
LANDESMANN, R., DOUGLAS, R.G., SNYDER, S.S.: Retinal changes in the toxemias of pregnancy. Amer. J. Obstet. Gynec. 62, 1020 (1951).
LEINZINGER, E.: Die Diazepammedikation in der stationären Toxaemietherapie. In: Die Spätgestose (E.T. RIPPMANN, Hrsg.). Basel-Stuttgart: Schwabe 1969.
LEWIS, T.L.T.: Progress in clinical Obstetrics and Gynecology, 2nd.Ed. London: J.and A. Churchill 1965.
LUDWIG, H.: Neue Therapievorstellungen bei Spätgestose.Melsunger Mediz. Mitt. 45, H. 115 (1971).
MARONDIS, D., HALKINDAKIS, J., BILAKIS, D., SAKARIDES, J.: The effect of 17-spironolactones in toxemia. J.int. Coll. Surg. 42, No. 2/175 (1964).
MORRIS, N.F.: Antihypertensive therapy. Int.Symp. (F.Gross, Hrsg.) Berlin-Heidelberg-New York: Springer 1966.
MOSLER, K.H., ROSENBOOM, H.G.: Neuere Möglichkeiten in der tokolytischen Behandlung in der Geburtshilfe.Z.Geburtsh.u. Perinat. 176, 85 (1972).
NEME, BUSSAMARA, LENIR, MATHIAS: Eklampsie:Unmittelbare Prognose für die Mutter.Matern.e Inf. 26(S.Paulo),135 (1970).
ORLOVA, N.J.: Diagnosis of preclinical forma of late toxemia of the pregnant under conditions of a maternity center.Akush. i.Ginek. 48, Nr. 3 (1972).
PATEL,J.R., SENGUPTA, S.M.: Out-patient managenemt of toxemia. J.Obstet.Gynaec.Brit. Cwlth. 78, 610 (1971).
PIKE, R.L., SMICIKLAS, H.A.: A reappraisal of sodium restriction during pregnancy. Int. J. Gynaec. Obstet. 10, 1 (1972).
RAAB, W.: Prognostic pre-toxemia-test in pregnancy, pressor response to morepinephrine.Amer. J.Obstet.Gynec. 74, 1048 (1957).
RIPPMANN, E.T.: Die Spätgestose. Basel: Schwabe 1970.
RIPPMANN, E.T.: EPH-Gestose. Berlin: de Gruyter 1972.
ROBINSON, M.: Salt in pregnancy. Lancet 1958 I, 178.
SAMMOUR, M.B., EIKABARITY, KHALIFA, A.S.: Progesterone therapy in EPH-Gestosis. In: EPH-Gestose (E.T. RIPPMANN, Hrsg.). Berlin: de Gruyter 1972.
SVATY, J., NEUGEBAUEROVA, L.: Development of children from mothers with late gestosis.Cs. Gynek. 37, 393 (1972).

SCHOLZ, B., EGGERS, M.,KÜLZ, J., WAGNER, K.D., KYANK,H.:Die spätere Entwicklung von Kindern gestosekranker Mütter. Geburtsh.u.Frauenheilk. 27, 749 (1967).

SCHOLZ, B.: Eklampsiebehandlung mit Distraneurin.Geburtsh.u. Frauenheilk. 29, 139 (1969).

SCHMIDT, I., KELLER, P.J.: Perinat.Med., Bd. III. Stuttgart: Thieme 1972.

STARK, G.: Zum Aldosteron und Elektrolytstoffwechsel der normalen und pathologischen Schwangerschaft.Geburtsh.u.Frauenheilk. 31, 637 (1971).

STOPPELLI, J.: Pathogenese und Therapie der Gestose.Münch.med. Wschr. 114, 1190 (1972).

TERVILÄ, L.: Materne Gewichtszunahme, kindliches Geburtsgewicht, perinatale Prognose: Durch welche Faktoren beeinflußt? In: EPH-Gestose (E.T. RIPPMANN, Hrsg.). Berlin:de Gruyter 1972.

THIEME, R., KLOSE, B.J.: Totgeburten und deren Ursachen an der Frauenklinik der TH München. Z.Geburtsh. Gynäk. 172, 130 (1970).

VAHRSON, H., SCHWARZ, H.-J.: Zur Anwendung ß-adrenergischer Substanzen in der Therapie schwerer Gestose ohne Gefährdung des Kindes. Geburtsh u. Frauenheilk. 31, 536 (1971).

VILLINGER, C.: Eklampsiebehandlung mit Distraneurin.Geburtsh. u.Frauenheilk. 33, 58 (1973).

WEIDINGER, H., CHRISTNER, R.: Behandlung der Schwangerschaftsgestose mit Briserin.Geburtsh. u. Frauenheilk. 33, 586(1973).

Ausstattung und Aufgaben der Intensivüberwachung in der Frauenklinik

Von H. Kreuscher und G. Rathgen

Das Trauma des operativen Eingriffs, die Wirkung der zur Anaesthesie verwendeten Pharmaka und nicht zuletzt der zur Operation führende Zustand des Patienten haben Einfluß auf dessen verschiedene Vitalfunktionen. Die Erfolge der modernen operativen Medizin sind nicht nur der Verfeinerung operativer Techniken, sondern vielmehr der Möglichkeit zu verdanken, die lebenswichtigen Funktionssysteme zu kennen, zu beobachten und zu kontrollieren.

In erster Linie handelt es sich um die Funktion der kardio-vasculären und respiratorischen Systeme, des Elektrolyt-, Wasser-, Eiweiß- und Energiehaushaltes. Die präoperative Herstellung ihres funktionellen Gleichgewichtes gilt heute, soweit vom Grundleiden her möglich, als conditio sine qua non für die erfolgreiche Durchführung einer operativen Behandlung.

Eine wesentliche Hilfe zur Aufrechterhaltung der vitalen Funktionen während des operativen Eingriffs bietet sich heute in der apparativen Überwachung, d.h. in der Möglichkeit, vitale Parameter in elektrische Signale zu transformieren und diese, nach Verstärkung, sichtbar zu machen.

Funktionelle Änderungen können auf diese Weise frühzeitig, d.h. in manchen Fällen als Zeichen beginnenden Leistungsabfalls, in anderen Fällen sogar als Vorboten drohender Insuffizienz, beobachtet werden und therapeutische Maßnahmen einleiten.

Die unter dem Sammelbegriff "Monitoring" verstandene Überwachung vitaler Funktionen mit elektronischen Hilfsmitteln ist ohne Frage eine äußerst wertvolle Hilfe, auf die insbesondere in der operativen Medizin nicht mehr verzichtet werden kann. Der Einsatz dieser Geräte sollte aber sinnvoll und nicht als Selbstzweck, also mit einer gewissen kritischen Sparsamkeit, erfolgen. Ein Zuwenig verursacht Informationslücken, ein Zuviel aber Ablenkung des Arztes vom Patienten und zusätzliche Belastung.

In der Frauenklinik sind bei der apparativen Intensivüberwachung im wesentlichen drei - hinsichtlich der Aufgabenstellung unterschiedliche - Bereiche zu berücksichtigen:

1. Die prä-, intra- und postoperative Überwachung.
2. Die apparative Überwachung im Rahmen der Geburtshilfe
   a) für die Mutter
   b) für das Kind.
3. In der Intensivüberwachung während der gynäkologischen intracavitären Strahlentherapie.

Die präoperative apparative Überwachung kommt besonders bei schwerstkranken Patienten auf Intensivpflegestationen in Betracht. Die Aufgabenstellung und Technik entspricht weitgehend der postoperativen Überwachung und soll daher mit dieser besprochen werden.

Art und Umfang der intraoperativen Überwachung in einer Frauenklinik können sich grundsätzlich nicht von denjenigen in anderen chirurgischen Disziplinen unterscheiden. Hier wie dort handelt es sich um die Kontrolle
1. des cardiovasculären Systems mittels EKG, peripherem Puls, Pulsfrequenz, arteriellem und centralvenösem Blutdruck,
2. des respiratorischen Systems mittels Atemvolumen, Atemfrequenz, endexspiratorischer CO_2-Konzentration, Blutgasanalysen,
3. der Temperatur,
4. der Hirnstromaktivitäten mittels EEG.

Die Signale werden in herkömmlicher Weise in Form von Kurven, (EKG-, EEG-, Pulskurve, Druckkurven) oder aber durch Anzeige digitaler oder analoger Einzelwerte oder deren Mittel dargestellt.

Die Display-Einheiten sollen, übersichtlich angeordnet, aus einer Entfernung von ca. 2 Metern noch gut ablesbar sein. Digitalanzeigen haben sich wegen der schlechten optischen Merkfähigkeit bisher in diesem Bereich nicht durchsetzen können.

Zeiger-Instrumente sind häufig zu klein ausgelegt, so daß ihre Ablesbarkeit nahe Betrachtungsweise voraussetzt. Neuerdings werden Bildschirmgeräte mit auswechselbaren Skalen angeboten, die eine gute, jedoch nicht paralaxefreie optische Darstellung von Mittelwerten aus Puls- und Atemfrequenz und der Temperatur ermöglichen.

Die Darstellung der EKG-, EEG-, Puls- und Atemkurven kann heute bereits auf Speicher-Oszilloskopen erfolgen. Diese Technik bietet, bei relativ geringem Mehrpreis, deutliche Vorzüge. Die Kurven laufen von einem Bildschirmrand zum anderen, mit unverminderter Helligkeit, in "geschriebener Form", so wie es der Betrachter bei einem Registriergerät gewöhnt ist. Das Laufbild kann jederzeit zur eingehenden Analyse angehalten werden. Selbstverständlich ersetzt das Speicher-Oszilloskop das Registriergerät nicht, wenn eine Dokumentation erwünscht ist. Zur Information des operativen Teams über die aktuellen Vitalwerte des Patienten, aber auch für Unterrichtszwecke, eignen sich entsprechend groß ausgelegte Wandanzeige-Instrumente (Abb. 1 u.2).
Die postoperative Überwachung der Vitalfunktionen ist grundsätzlich eine Fortsetzung der intraoperativen Überwachung und sollte möglichst mit den gleichen, bereits installierten Receptoren bzw. Elektroden erfolgen. Es ist auch empfehlenswert, Geräte gleicher Bauart zu verwenden, damit das ärztliche und Pflegepersonal mit möglichst wenigen Geräten vertraut sein muß. Nur so ist der Monitor eine Entlastung statt eine Belastung.

Bei Verwendung von Monitoren mit einem Modul-System kann das jeweilige Überwachungsprogramm auch besonderen Beürfnissen,z.B. einer direkten Blutdruckmessung, der EEG-Kontrolle etc., durch

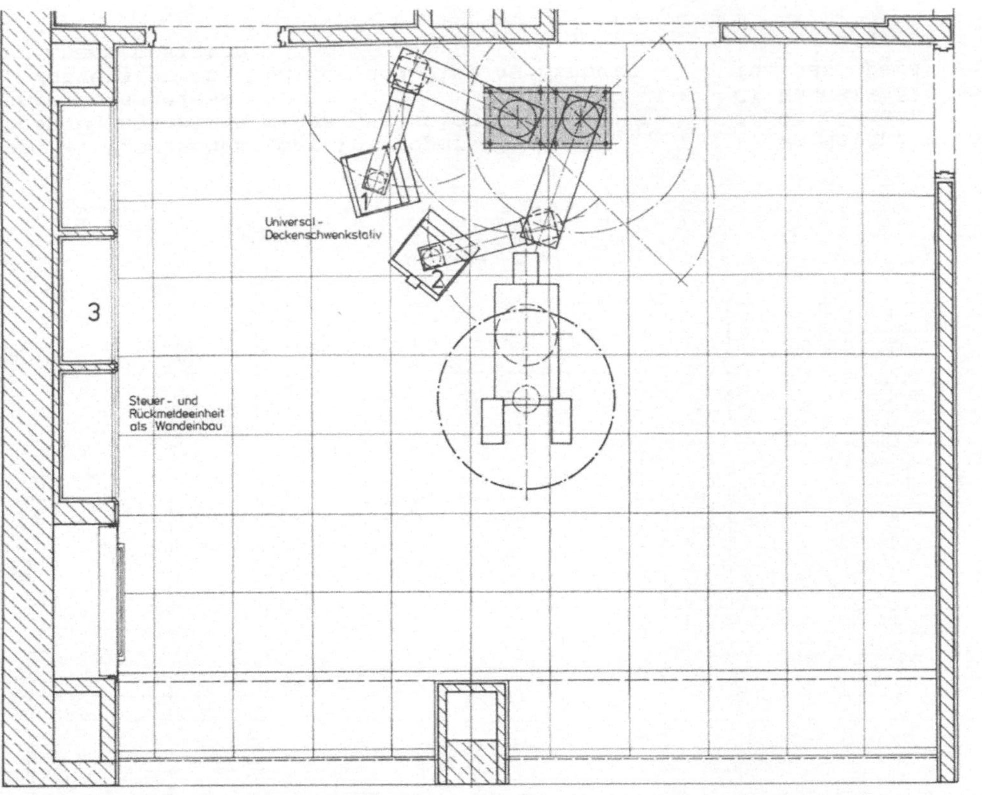

Abb. 1. Gynäkologischer Operationssaal (Planzeichnung)
1. Pendel zur Aufnahme von Vorverstärkern, Uras und Gasanschlüssen. Höhenverstellbar und um 270 Grad schwenkbar.
2. Monitorpendel. Höhenverstellbar und um 270 Grad schwenkbar
3. Zargen zur Aufnahme der wandständigen Rückmeldeeinheiten

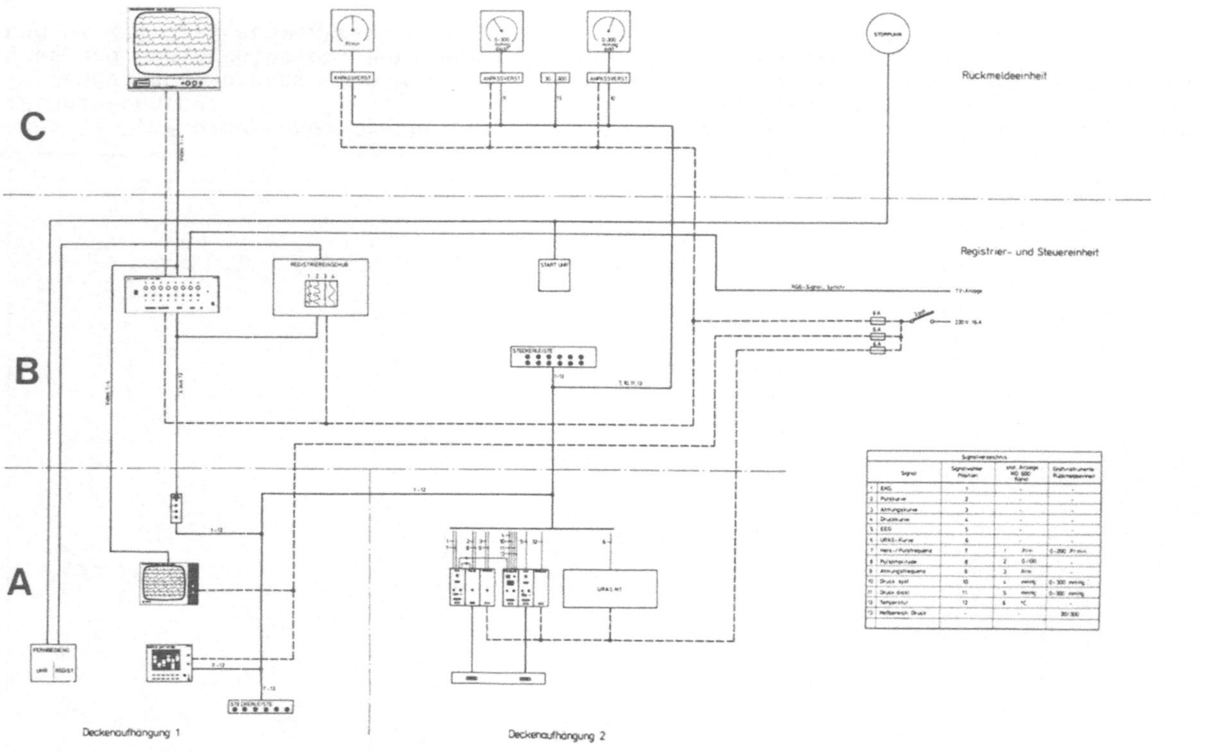

Abb. 2. Blockschema der intraoperativen Überwachungsanlage eines gynäkologischen Operationssaales
A) Vorverstärker, Monitor und Display-Einheit für Anaesthesisten
B) Wandständig montierte Registrier- und Steuereinheit
C) Wandständig montierte Rückmeldeeinheit für das operative Team

einfachen Austausch oder zusätzlichen Einschub entsprechender Module angepaßt werden. Auch bei technischen Störungen in einem Vorverstärker kann dieser mit einem Handgriff ausgewechselt werden. Die postoperative Überwachung sollte sowohl bettseitig als auch zentral am Arbeitsplatz der leitenden Schwester der Station erfolgen. Hier können mehrere, besonders gefährdete Patienten simultan, die übrigen aber durch Anwählen überwacht werden.

Bei Überschreiten am Gerät einstellbarer Grenzwerte wird ein akustischer oder optischer Alarm mit Patienten- und Meßwertzuordnung sowie ein Alarmschreiber ausgelöst (Abb. 3).
In der Entwicklung befinden sich sog. Trend-Recorder.Sie registrieren bei besonders gefährdeten Patienten alle gemessenen Vitalwerte in Form einer Trendkurve über einen wählbaren Zeitraum.

In der Geburtshilfe wird eine apparative Intensivüberwachung der Mutter nur in Ausnahmefällen erforderlich sein, wie etwa bei einer Eklampsie oder bei schweren Herzvitien. Nicht zu jedem Entbindungsbett gehört daher eine eigene Einheit, wohl aber sollte die Möglichkeit zum Anschluß mobiler Geräte vorhanden sein (Abb. 4). Für die intra- und postoperative Überwachung bei geburtshilflichen Operationen gelten die gleichen Voraussetzungen wie für jeden anderen operativen Eingriff.

Die apparative Überwachung des noch ungeborenen Kindes ist in der modernen Geburtshilfe nicht mehr zu missen, ihre Möglichkeiten und Grenzen wurden bereits in einem vorausgegangenen Referat besprochen.
Auf die Notwendigkeit eines gesonderten Ranimationsraumes im Kreißsaalbereich mit der entsprechenden Geräteausstattung sei hier noch hingewiesen.

Unterscheidet sich die intra- und postoperative Überwachung der Patientinnen in der Frauenklinik nich allzu sehr von der in den anderen chirurgischen Fächern notwendigen, so sind aber hinsichtlich der apparativen Überwachung bei der intracavitären gynäkologischen Strahlentherapie Besonderheiten zu beachten. Einerseits wird es sich um eine - vom Allgemeinzustand der Patientin her gesehen - negative Auslese handeln, haben wir es doch hier im Regelfall mit den Patientinnen zu tun, die entweder wegen eines fortgeschrittenen Carcinoms oder aber wegen bestehender Kontraindikationen verschiedener Art nicht operiert werden können und sich daher weniger risikoreichen Strahlenbehandlungen unterziehen müssen. Darüber hinaus spielt der Strahlenschutz des Pflegepersonals eine ganz erhebliche Rolle. Wir sind also, sowohl während der Applikation der Isotope als auch während der Liegezeiten ganz besonders auf die apparative Überwachung der wichtigsten Vitalfunktionen der Patientinnen (EKG, Puls, Blutdruck, Temperatur und gegebenenfalls Atmungsfrequenz) angewiesen, die von einem durch bauliche Maßnahmen strahlengeschützten Arbeitsplatz erfolgen muß (Abb. 5).
Daneben ist in diesem Spezialfall auch eine direkte Beobachtung der Patientin mit Fernsehkameras und Monitoren, sowohl während der röntgenologischen Kontrolle der applizierten Isotopenträger als auch während der Liegezeit, unabdingbar. Diese erfolgt zweckmäßigerweise in zwei fixen Einstellungen (totale und en face) und erleichtert auch die Verständigung zwischen Patientin und Pflegepersonal mittels Sprechanlage.

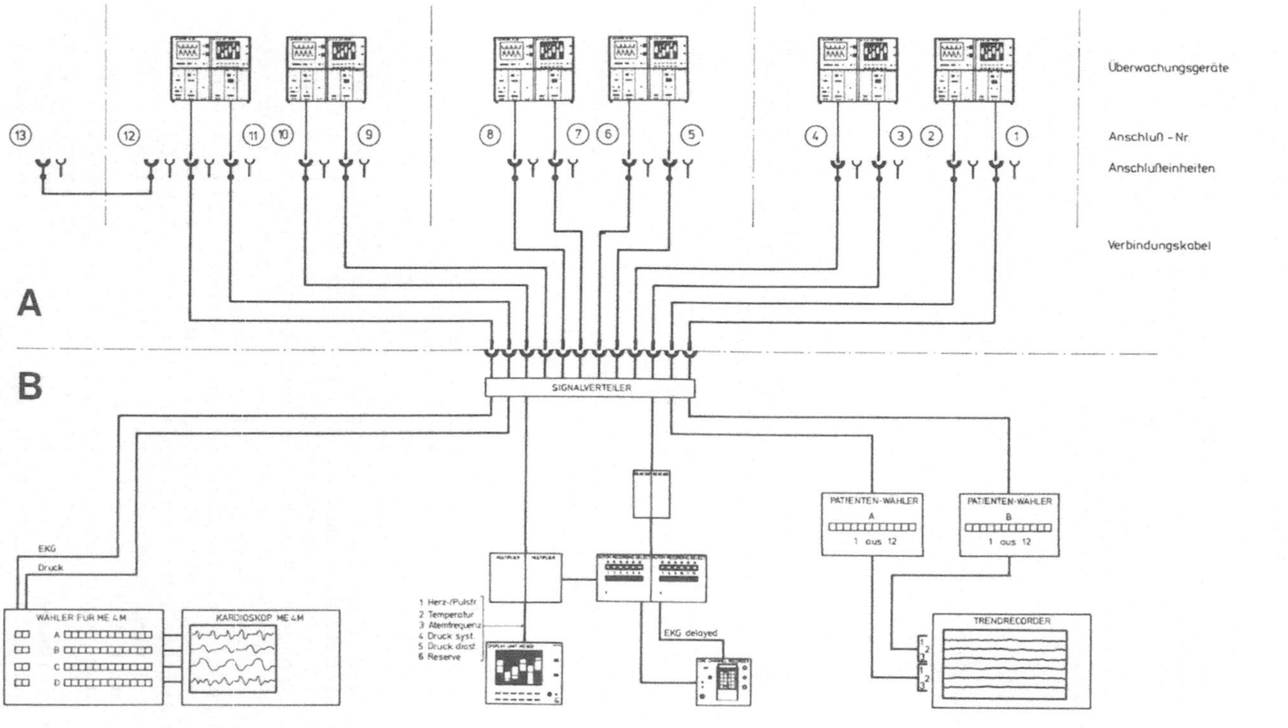

Abb. 3. Blockschema einer postoperativen Intensivüberwachungsanlage bei 12 Patienten durch 6 Geräteeinheiten (Doppelmonitoren)
A) Simultane bettseitige Überwachung von EKG, Puls und Atemfrequenz sowie Temperatur
B) Zentrale Überwachungs- und Registrieranlage

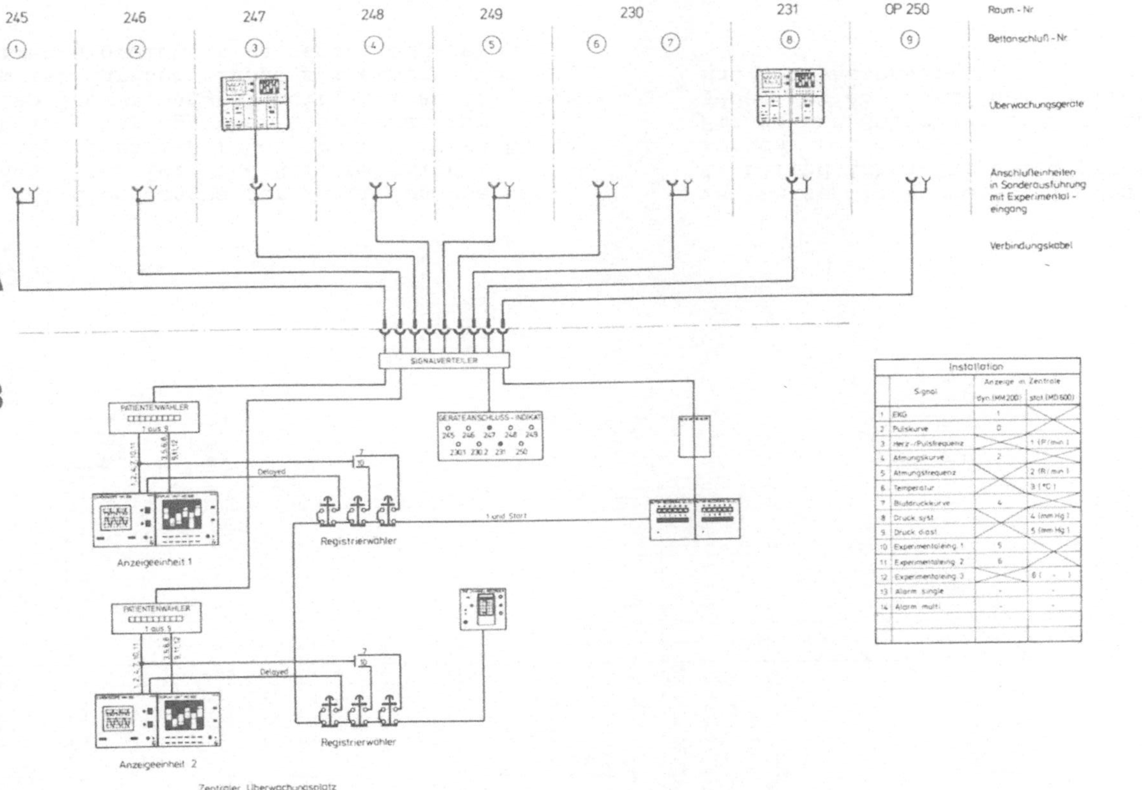

Abb. 4. Blockschema einer Überwachungsanlage für eine Entbindungsstation
A) Mobile bettseitige Monitoren für 2 Kreißende. Wandständig montierte Anschlüsse zur zentralen Überwachung (B) zu jedem Kreißbett
B) Zentrale Anlage zur wählbaren simultanen Überwachung von 2 Kreißenden. Simultane Alarmmeldung und Registrierung für alle Betteinheiten

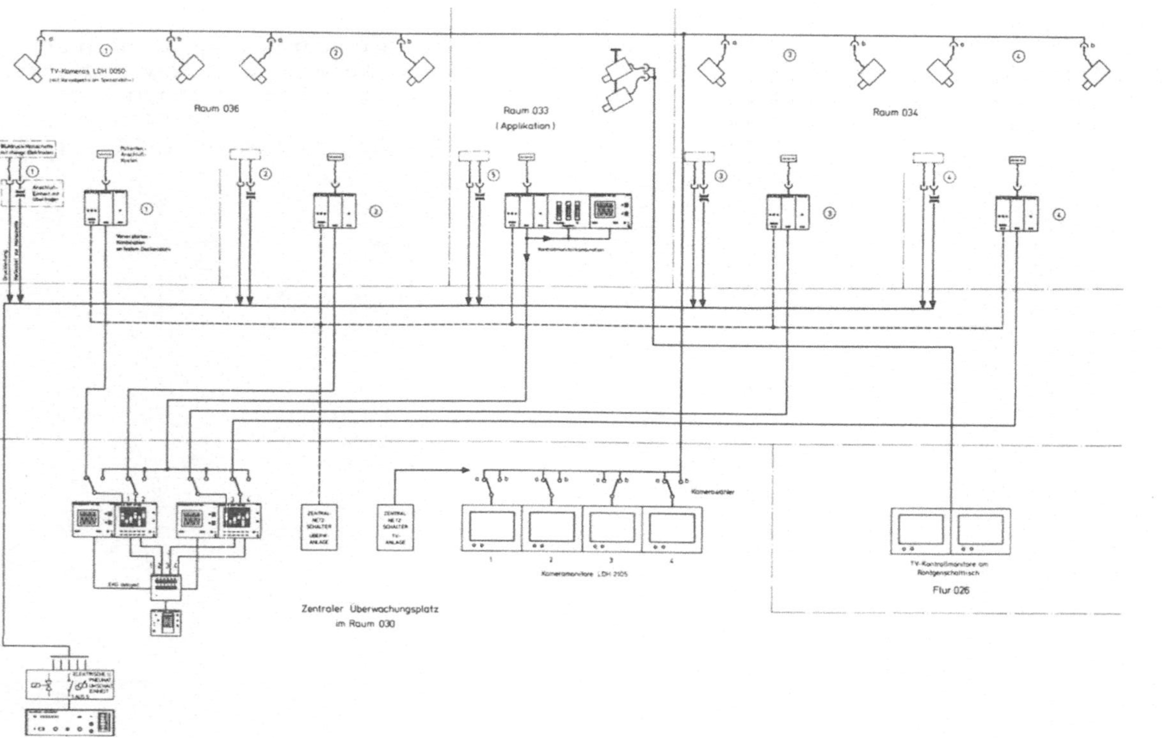

Abb. 5. Blockschema der zentralen Überwachungsanlage für eine Radiumstation
Jede der strahlensicher abgeschirmten Betteinheiten verfügt über Anschlüsse zur zentralen Überwachungseinheit. Der Applikationsraum ist darüber hinaus mit einer eigenen Überwachungseinheit versehen, auf der auch wahlweise die Werte der in den Boxen 1) bis 4) befindlichen Patienten dargestellt werden können.
Sicht- und Sprechverbindung besteht zwischen jedem Patienten und dem zentralen Arbeits- und Überwachungsplatz

Die Industrie bietet heute hervorragende bestriebssichere Monitoren an. Soweit diese Geräte für die klinische Routine vorgesehen sind, sollten sie so einfach in der Bedienung und so übersichtlich wie möglich konstruiert sein. So sollte man auf Schaltprogramme, Ableitungswähler, verstellbare Filter etc. verzichten. Je weniger "Knöpfe" und je weniger "Köpfe" ein Monitor für seine Funktion benötigt, desto besser ist er für den klinischen Betrieb durch die ohnehin überlasteten Ärzte und Schwestern geeignet.

Zusammenfassung

Die Ausstattung einer Frauenklinik mit Geräten zur Intensivüberwachung hat im wesentlichen drei hinsichtlich der Aufgabenstellung unterschiedliche Bereiche zu berücksichtigen.Hierbei handelt es sich um die prä-, intra- und postoperative Überwachung, ferner um die Kontrolle der Vitalfunktionen während der gynäkologischen intracavitären Strahlentherapie und letztlich in der Geburtshilfe um die intrapartale Überwachung des Kindes sowie in entsprechend gelagerten Risikofällen auch der mütterlichen Funktionen.
Die deshalb notwendige Ausrüstung mit Überwachungsgeräten wird anhand von Beispielen beschrieben.

Summary

Facilities for monitoring vital functional parameters in departments of gynecology and obstetrics will be helpful in three aspects of patient care:
1. Surveillance of pre-, intra- and postoperative phases.
2. intracavital treatment with isotopes.
3. intrapartal surveillance of labor with regard to the mother as well as to the fetus and newborn when high-risk situations due to of eclampsia, heart failure, and other complications are present.

General recommendations are given for selection of equipment and its application.

Die Intensivtherapie der manifesten Eklampsie

Von F. Lackner, J. Krenn, G. Krystof und P. Sporn

Die Eklampsie ist die schwerste Form der EPH-Gestose, d.h. jenes Formenkreises von Schwangerschaftsspättoxikosen, welche sich durch das Auftreten von Ödemen, Proteinurie und Hypertonie manifestieren. Sie wird durch das Hinzutreten von Krampfanfällen von den leichteren Formen der Schwangerschaftsgestose abgegrenzt.

Der Prozentsatz der EPH-Gestosen betrug an der I. Wiener Frauenklinik in den Jahren 1967 bis 1969 bei fast 5000 Geburten 7,6%. Von diesen 350 Gestosen waren nur 9 als Eklampsie zu betrachten (JANISCH, 1970).
Die mütterliche Letalität der Eklampsie liegt heute zwischen 7 und 15% (MAC LAVERLY, 1965). Die im Rahmen der Eklampsie erfolgenden Störungen sind komplexer Natur und umfassen mehrere Organsysteme (BREHM u. JANISCH, 1972).
Übersichtlich seien in einer Tabelle von JANISCH und BREHM die pathologischen Vorgänge in ihrem Ablauf dargestellt (Abb. 1).

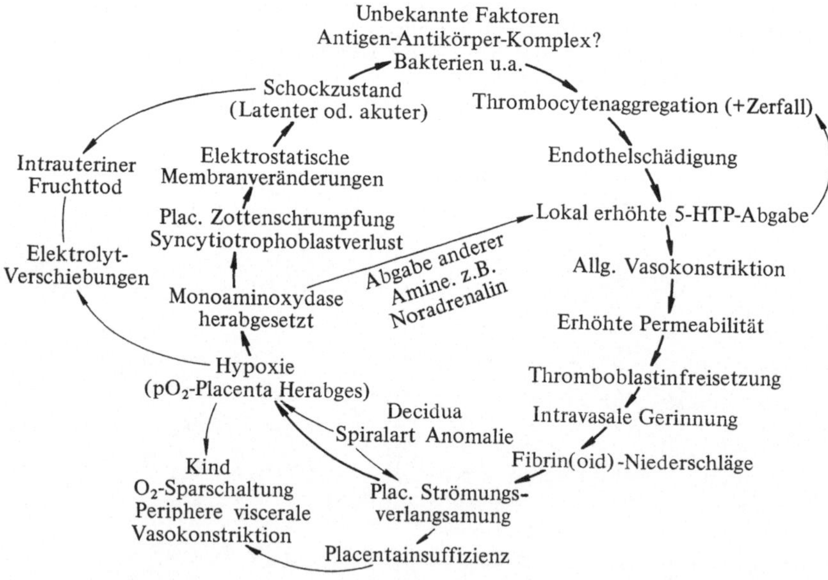

Abb. 1. Der pathophysiologische Mechanismus der Eklampsie (JANISCH u. BREHM)

Als Ausgangspunkt könnte eine Noxe unbekannter Genese, welche möglicherweise auf einer Antigen-Antikörperreaktion oder auf bakterieller Invasion beruht und eine Störung der Mikrozirkulation herbeigeführt, angesehen werden. Über eine Endothel-Schädigung kommt es zur allgemeinen Vasoconstriction, erhöhter Gefäßpermeabilität und zum Syndrom der intravaskulären disseminierten Gerinnung. Diese beeinflußt die Placentafunktion nachteilig und führt zu einer fetalen Schädigung. Über die mütterliche Hypoxie wird ein schockähnliches Bild ausgelöst, das im Sinne eines Circulus vitiosus wieder anfeuernd auf die intravaskulären Vorgänge wirkt. Stroganoff hat schon im Jahre 1903 ein medikamentöses Dämpfungsschema zur Coupierung von Krampfanfällen angegeben, es konnten jedoch damals nicht die mit dieser Sedierung verbundenen Sekundärerscheinungen, wie Atemdepression, respiratorische Obstruktion und Aspiration, adäquat behandelt werden (WEIBEL, 1944). Wegen der Notwendigkeit der trachealen Intubation, der künstlichen Beatmung, der Flüssigkeits- und Elektrolytbilanz, der exakten Zentralvenendruckmessung, der kontinuierlichen Heparinisierung und fallweise notwendigen Dialyse ist die Eklampsie heute eines der klassischen Krankheitsbilder, welche die Pflege an einer Intensivbehandlungsstation erforderlich machen.

Krankengut

Der Anteil von schweren Schwangerschaftstoxikosen am Gesamtkrankengut der beiden Intensivbehandlungsstationen des Wiener Anaesthesieinstitutes in der Zeit von 1963 bis 1973 beträgt weniger als 1%. Hier ist sicherlich die frühzeitige konsequente Heparintherapie in der Verhütung der Eklampsie erfolgreich gewesen. Bei den auf die Intensivbehandlungsstationen übernommenen Patientinnen handelt es sich um eine Auswahl der schwersten Fälle. Leichtere Formen wurden an den Frauenkliniken behandelt, wobei Ärzte der Intensivstation konsiliarisch zur Verfügung standen (Tabelle 1 und 2).

Tabelle 1. Eklampsiefälle der IBST I+II des Wiener Anaesthesieinstutes von 1963 bis 1973

	Patientenzahl		Verstorben
Einweisungsdiagnose Eklampsie	22		7
davon verifiziert	16	19 Eklampsie-Fälle	5
Eklampsie mit zusätzlichen neurologischen Erkrankungen	3		0
Fehldiagnosen	3		2

In den vergangenen 10 Jahren wurden 22 Patientinnen unter der Diagnose Eklampsie auf der Intensivstation aufgenommen. Bei 19 wurde die Diagnose bestätigt, von welchen 3 zusätzlich andere

Tabelle 2. Zeitpunkt des Auftretens der ersten eklamptischen Manifestation

	Patientenzahl	Verstorben
Ante Partum	9	3
Post Partum	10	2
Gesamt	19	5

neurologische Erkrankungen aufwiesen (Hirnblutung, Epilepsie). 5 dieser Patientinnen kamen ad exitum. Nachträglich konnten 3 weitere Patientinnen als unter ein anderes Krankheitsbild fallend diagnostiziert werden, 2 von diesen verstarben. Es handelte sich dabei in zwei Fällen um septische Zustandsbilder, einmal um ein Hypernephrom mit Gehirnsmetastasen.

Die Diagnose und Abklärung der Eklampsie erfordert intensive Zusammenarbeit von Geburtshelfern, Neurologen, Neurochirurgen, Internisten, Gerinnungsspezialisten und Intensivtherapeuten. Das Erkennen einer neurologischen Symptomatik, die nicht nur auf eine Eklampsie zurückgeführt werden kann, ist wesentlich, da mitunter neurochirurgisches Einschreiten erforderlich ist.

Therapie der funktionellen Störungen von Organsystemen

Was die unmittelbare Lebensgefährdung betrifft, steht bei der Eklampsie die cerebrale Symptomatik im Vordergrund. Die Beherrschung der Konvulsionen ist oberstes Gebot (EASTMAN, 1961).

Zur Sedierung und Coupierung von Krämpfen werden kurzwirksame Barbiturate heute kaum noch angewendet; sie wurden durch Diazepam ersetzt (KUCHER u. STEINBEREITHNER, 1972). In schwierigen Fällen haben wir zur Sedierung gelegentlich Chlormethiazaol (Distraneurin) verwendet, es bei Verabreichung in Form eines Dauertropfes für gut steuerbar befunden, jedoch als unangenehme Nebenwirkung die starke Bronchialsekretion vermerkt (DUFFUS u. TUNSTALL, 1969; VARMA, 1972); auch kombinierten wir Chlormethiazol mit Diazepam. Des weiteren haben wir eine lytische Mischung unter Verwendung von Hydergin, Phenergan und Alodan angewandt und zusätzlich Antiepileptica vom Hydantointyp in Einzelfällen gebraucht.

Magnesiumsulfat verhindert Konvulsionen und wirkt sedierend (PRITCHARD, 1955). Es überschreitet die Placentaschranke, hat aber in Dosen von 40 g/24 Std keine nachteilige Wirkung auf das Kind (STONE u. PRITCHARD,1969). Da das Mittel ausschließlich renal ausgeschieden wird, ist eine Anpassung an die Nierenfunktion und genaue Überwachung erforderlich (KÄSER, 1967). Im anglo-amerikanischen Raum wird Magnesiumsulfat in der Eklampsiebehandlung gerne verwendet, wie die 1972 erschiedene Monographie

Bonicas ausweist; im eigenen Arbeitsgebiet haben wir jedoch nicht darauf zurückgegriffen (BONICA, 1972).

Die Verwendung von Droperidol und Fentanyl, wie in der Neurolept-Analgesie üblich, wurde auch auf diesem Anwendungsgebiet vorgeschlagen (LAVIN u. TELSCHOW, 1971)..
Unter Umständen bleibt die Anwendung all dieser Medikamente unzureichend, so daß man gezwungen ist, den Patienten zu beatmen. Allein die massive medikamentöse Dämpfung bzw. der komatöse Zustand im Intervall der Krampfanfälle machen es nach unserer Erfahrung oft schon notwendig, den Atemweg durch Intubation sicher freizuhalten, um eine Aspiration zu verhindern (Tabelle 3).

Tabelle 3. Atemstörungen, Intubation und Beatmung

Bei 19 Eklampsiefällen		davon verstorben 5
Keine respiratorische Störung	7	0
Mit respiratorischer Störung	12	5
Davon nur intubiert (später tracheostomiert)		
5	(2)	1
Langzeitbeatmet (später tracheostomiert)		
7	(1)	4

Von den 19 Patientinnen wiesen 12 eine respiratorische Störung auf; von diesen wurden 5 nur intubiert, während 7 langzeitbeatmet wurden (Tabelle 3a).

Tabelle 3 a. Indikation zur Intubation und Beatmung

12 Patienten mit respiratorischer Störung	Patientenzahl	(davon beatmet)	verstorben
Koma bzw. tiefe Sedierung	9	(4)	4
Lungenödem	2	(2)	1
Aspiration	1	(1)	0

Die Notwendigkeit zur Intubation bzw. Beatmung ergab sich in 9 Fällen durch Koma bzw. tiefe Sedierung, während die Beatmung in 1 Fall wegen Aspiration und in 2 Fällen wegen Lungenödems durchgeführt werden mußte.

Die Intubation erfolgte nasotracheal, und die Dauer betrug zwei bis zehn Tage. Wir vertreten die Ansicht, daß eine prolongierte nasotracheale Intubation dieser Zeitdauer ohne weiteres toleriert werden kann. In unserem Krankengut waren 3 Patientinnen tracheostomiert worden (DRASCHE u. PLOHBERGER, 1964).

Die verwendeten Respiratoren waren druckgesteuerte Geräte vom Typ Bennett oder Bird; nur in einem Falle mußte wegen massiven Lungenödems der Engström-Respirator eingesetzt werden. Die oft notwendige tiefe Sedierung sowie die Gefahr von Atelektasenbildungen und Lungenödem zeigen deutlich die Wichtigkeit der künstlichen Beatmung im Gesamtgeschehen dieses Krankheitsbildes (LAVIN u. TELSCHOW, 1966). Bezüglich der Beatmungsform, bevorzugen wir positiv-negative Druckbeatmung, welche früher wegen ihres hirndrucksenkenden Effektes empfohlen wurde, heute jedoch der nachteiligen Auswirkung auf die Lunge im allgemeinen nicht mehr befürwortet wird. Mäßige Hyperventilation dürfte neben medikamentöser Hirndrucksenkung ausreichen, um ein für das Cerebrum günstiges Milieu zu schaffen.

Falls ein lebendes Kind vorhanden ist, sollte eine exzessive Hyperventilation, welche zu einer beträchtlichen Hypokapnie führt, wegen der Auswirkung auf den Placentakreislauf vermieden werden (BONICA, 1972).

Wird eine Relaxation erforderlich, so empfehlen sich langwirksame Muskelrelaxantien wie z.B. Imbretil oder Alloferin. Der Nachteil der frühzeitigen Relaxation liegt sicher in der Verschleierung möglicherweise auftretender neurologischer Symptome, welche, wie schon oben erwähnt, einen neurochirurgischen Eingriff notwendig machen können.

Was nun die Hypertonie betrifft, sind folgende Maßnahmen angezeigt: Generell soll im Infusionsprogramm eine genaue Bilanzirung von Kochsalz durchgeführt werden. Zur medikamentösen Drucksenkung kann Dihydrozinophtalazin (Nepresol), Guanethidin (Ismelin) oder Droperidol benutzt werden. Intravenös oder intramuskulär verabreichbar, ergeben sie einen raschen Wirkungseintritt und sind leicht steuerbar. Wenn diese nicht ausreichen, machten wir mit dem kurz wirkenden Ganglienblocker Trimetaphan (Arfonad) gute Erfahrung, da die Verabreichung bei intravenöser Tropfinfusion sehr gut steuerbar ist.

Verwendet wurden ferner Sympathicolytica, wie Hydergin, als Zusatz zu den Infusionslösungen.
Die Anwendung solcher Antihypertensiva erfordert genaue Blutdrucküberwachung und subtile Dosierung, da ein abrupter Blutdruckabfall die Gefahr intrauteriner Asphyxie sowie zusätzlicher Schädigung der mütterlichen Niere durch Unterschreitung des Erfordernisdruckes mit sich bringt. Die initiale Blutdrucksenkung sollte als Faustregel nicht mehr als ein Fünftel des systolischen Ausgangsdruckes betragen.

Zu erwähnen ist die Dauerperiduralanaesthesie. welche als therapeutische Maßnahme auch zu einer Vasodilatation führt und gleichzeitig zur Anaesthesie bei einer möglichen Schnittentbindung verwendet werden kann. Appliziert man durch einen Epiduralkatheter kurz wirkende Lokalanaesthetica vom Estertyp, so ist diese Anaesthesieform auch gut steuerbar (BONICA, 1972).

Das Hirnödem wird neben der schon erwähnten Hyperventilationstechnik durch die Gabe von Osmotherapeutica und Saluretica bekämpft. Wir verwendeten Mannitol 20%ig sowie Sorbit 40%ig in einer Menge von 100-250 ml/ die unter Berücksichtigung des Zentralvenendruckes. Auch 20%iges Humanalbumin (50-100 ml/die) erwies sich sowohl zur Proteinsubstitution als auch zur Entwässerung vorteilhaft. Bei eingeschränkter Nierenfunktion ist vor Überdosierung von Mannitol zu warnen, da dieses zu Hypervolämie führt und darüber hinaus bei Vorliegen eines Tubulusschadens diesen potenzieren kann (FIDGOR, 1966). In diesem Fall kann Sorbit auch bei mangelnder Ausscheidung immer noch über den Kohlenhydratstoffwechsel abgebaut werden.

Die Wirkung der Aldosteronantagonisten vom Typ der Spironolactone bei diesem Krankheitsbild ist fraglich, da sich schon allein durch den hohen Progesteronspiegel gegen Ende der Gravidität keine aldosteronantagonisierende Wirkung einstellen kann (LANDAU, 1958; SCHELER). Auf Grund eigener klinischer Erfahrungen können wir jedoch auf gute Wirksamkeit von Aldactone schließen.
Als Saluretіcum verwendeten wir fast ausschließlich Fursemid (Lasix) in Dosen bis zu 250 mg/die. Genaue Überwachung der Elektrolyte, besonders des Serum-Kaliums, sind angesichts der Anwendung stark wirksamer Diuretica und Aldosteronhemmer sowie der häufigen Nierenfunktionsstörungen selbstverständlich indiziert (SARRE, 1967).

Störung der Gerinnung und Mikrozirkulation (Tabelle 4).

Tabelle 4. Gerinnungsstörungen, Blutung und Heparintherapie

		Verstorben
Gesamtzahl der Fälle	19	5
ohne pathologischen Gerinnungsbefund	11	3
mit pathologischem Gerinnungsbefund	8	2
Davon mit manifester Blutung	6	2
Heparintherapie (seit 1968)	8	2

Von den 19 Eklampsiepatientinnen blieben 11 ohne pathologischen Gerinnungsbefund. 6 wiesen eine manifeste Blutung auf und 8 Patientinnen wurden mit Heparin behandelt, einer Therapieform, welche seit 1968 angewendet wird.

Die Blutungen stellten sich dar als intrauterine Blutung nach Sectio, schwere Epistaxis, endobronchiale Blutung sowie intrakranielle Hämmorrhagien.

Im Rahmen der Eklampsie wird die Mikrozirkulation durch Fibrinabscheidungen und Thrombocytenaggregate gestört. Zusätzliche Endotheläsionen fördern noch diesen Ablauf. Das im Bereich der Placenta durch Thrombocytenagglutination und -zerfall frei werdende Serotonin führt zu allgemeiner Vasoconstriction, Erhöhung der Permeabilität und Thromboplastinfreisetzung; es kommt zur intravasalen Gerinnung. Dabei findet man verminderte Thrombocytenzahl, herabgesetzte Fibrinogenwerte, verlängerte Thrombinzeit und erniedrigte PTZ. Diese Gerinnungsstörung ist häufig mit gesteigerter Fibrinolye kombiniert.

In der Therapie dieser komplexen Koagulopathie nimmt Heparin heute eine zentrale Stellung ein. Gute Wirkung ist jedoch nur zu erwarten, wenn die Behandlung frühzeitig eingesetzt und in adäquater Dosierung durchgeführt wird. Darüber hinaus verbessert Heparin die Mikrozirkulation (BREHM u. JANISCH, 1972). Bei Nierenschädigung kann auch eine Verbesserung der Funktion mit Vermehrung der Harnmenge beobachtet werden. Wir geben als Initialdosis 5000 E Heparin i.v. und danach mit der Motorspritze 250 bis 1000 E/Std unter Kontrolle der TZ.

Von einigen Autoren werden auch Enzymhemmer, wie Trasylol, verabreicht, um einen Antifibrinolyseeffekt zu erzielen und eine postulierte Kininämie kausal zu beeinflussen (ROCKENSCHAUB, 1969).
Aus unserem Krankengut möchten wir zwei Fälle mit schwerer Gerinnungsstörung in ihrem Verlauf demonstrieren (Abb. 2.).
rer Gerinnungsstörung in ihrem Verlauf demonstrieren (Abb.2.).
Bei einer 20jährigen Patientin kam es im Wochenbett zu einem eklamptischen Anfall mit Bewußtlosigkeit. Nach der Verlegung auf die Intensivstation wurde sofort mit einer Heparintherapie begonnen, unter welcher die Harnausscheidung zunahm, die stark unter die Grenze der Norm abgefallenen Thrombocyten sich normalisierten und auch der Fibrinogengehalt zunahm. (Abb.3). Eine 21jährige Patientin erlitt 4 Std vor der Geburt einen Eklampsieanfall mit Bewußtlosigkeit. Durch Saugglockenextraktion wurde ein totes Kind entbunden. Die Patientin war seit diesem Zeitpunkt anurisch, unter der Heparintherapie kam es zu einem Ansteigen der Thrombocyten und zur Normalisierung der PTZ, der Zustand der Patientin besserte sich kurzzeitig, so daß sie extubiert werden konnte. Die Anurie blieb jedoch bestehen und die Patientin verstarb bei der zweiten Hämodialyse bei mit Ausnahme der PTZ annähernd normalen Gerinnungsbefunden an einer schweren endotrachealen Blutung (Tabelle 5).
6 der 19 Patientinnen unseres Krankengutes wiesen pathologische Nierenfunktionswerte auf, wobei 1 Fall mit Anurie und anschließender Hämodialyse bereits oben beschrieben wurde, während 5 weitere Patientinnen mäßiggradige Nierenfunktionsstörungen (Serum-Kreatinin über 2 mg%, BUN über 40 mg%, Diurese unter 500 ml/die oder Kreatinin-Clearance unter 40 ml/min) aufwiesen.

Die Störung der Nierenfunktion wird durch die oben besprochenen therapeutischen Maßnahmen, wie Blutdrucksenkung, Vasodilatation nach Volumenauffüllung und Heparinisierung günstig beeinflußt. Entwickelt sich jedoch eine Niereninsuffizienz, so soll mit dem Einsatz der Hämodialyse nicht gezögert werden.

Was die Flüssigkeitszufuhr betrifft, so ist außer der Natriumbilanzierung zu berücksichtigen, daß es zur intravasalen Dehy-

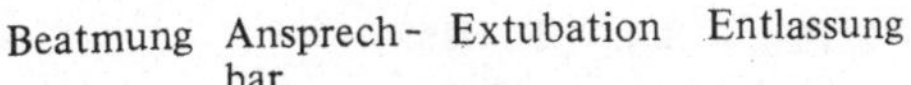

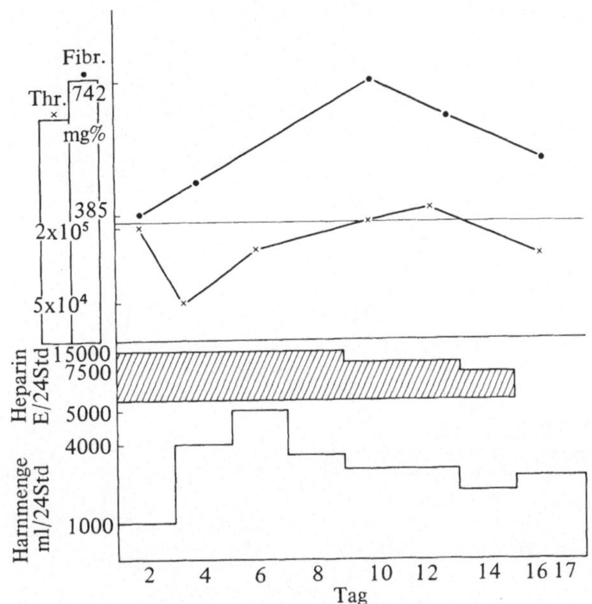

Abb. 2. Pat.Ch.D., 20A . Eklamptischer Anfall 10 Std post partum mit Bewußtlosigkeit

dratation und Hämokonzentration kommen kann, weshalb sich vor allem hochprozentige Zuckerlösungen und Albuminkonzentrate zur Therapie eignen.
Bei eingeschränkter Nierenfunktion ist weiter zu beachten, daß eine clearancegerechte Reduktion der Antibioticadosis sowie eine angemessene Verringerung von Digitalis sowie der Flüssigkeits- und vor allem Kaliumzufuhr in Betracht gezogen wird.
Der zentralen Venendruckmessung mittels Cava-Katheter, der laufenden Überwachung des Hämatokrits sowie der Blutvolumenbestimmung mit Hilfe eines Volemetrons und Messung der Stundenharnmenge kommen hier besondere Bedeutung zu.

Die häufigste Störung des Säure-Basen-Haushaltes im Rahmen dieses Krankheitsbildes ist eine metabolische Acidose, wobei auch zusätzlich eine respiratorische Acidose auftreten kann.
In unserem Krankengut konnten wir bei 7 Patientinnen eine metabolische Acidose feststellen.

Als Puffer kommt hauptsächlich Tromethamin (Tris) in Frage, welches sich durch intracelluläre Wirkung auszeichnet, einen guten diuretischen Effekt hat und im Gegensatz zum Bicarbonat keine Natriumzufuhr erforderlich macht. Wir haben diese Pufferung

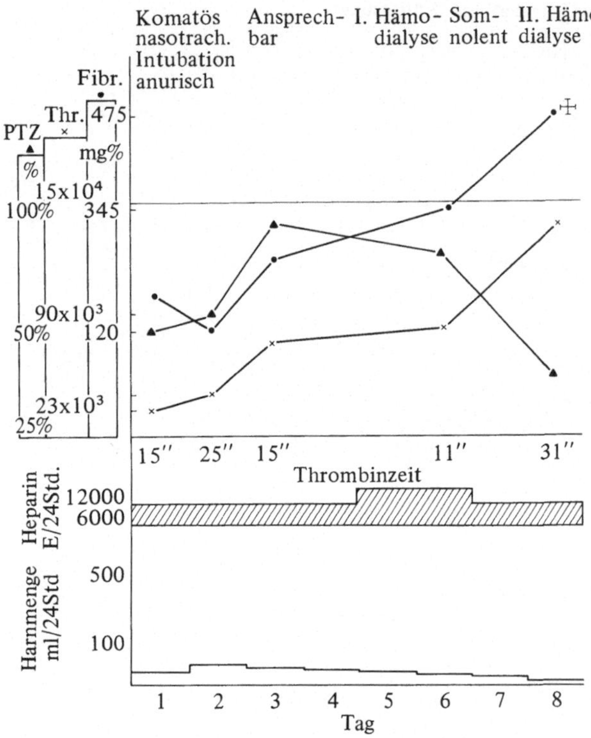

Abb. 3. Pat. E.J., 21 A. Eklamptischer Anfall mit Bewußtlosigkeit 4 Std vor der Geburt, Saugglockenextraktion eines toten Kindes

Tabelle 5. Nierenfunktionsstörungen

19 Eklampsiefälle	Zahl	davon verstorben
ohne pathologische Nierenfunktionswerte	13	2
mit pathologischen Nierenfunktionswerten	6	3
Davon Anurie mit Hämodialyse	1	1
Mäßiggradige Nierenfunktionsstörung	5	2

unter Berücksichtigung des PCO_2 stets vorsichtig durchgeführt und versucht, ein auch für die Niere günstigeres aktuelles pH zu erzielen.

Bei solchen schwerst infektionsgefährdeten Kranken ist eine Antibioticaprophylaxe unter Verwendung bakterizider Chemotherapeutica angezeigt, es ist jedoch zu berücksichtigen, daß einerseits eine vermehrte cerebrale Krampfbereitschaft, andererseits eine Nierenschädigung vorliegen kann und das Antibioticum mit Bedacht auf mögliche Nebenwirkungen zu wählen ist. Wir verwendeten in diesem Zusammenhang Mittel aus der Cephalosporingruppe bei Bedarf unter Hinzufügen eines Aminoglykosids, wobei peinlich genaue Kontrolle der endogenen Kreatininclearance erforderlich ist.

Die Anwendung von Herzglykosiden ist in Anbetracht des durch den Hochdruck belasteten sowie hypoxisch-acidotisch geschädigten Myokards geboten.

Dem erhöhten Calorien- und Eiweißbedarf bedingt durch Konvulsionen und Hyperthermie, ist durch Anwendung von entsprechenden parenteralen Ernährungsschemen Rechnung zu tragen. Wir verwendeten als Calorienträger hauptsächlich 33%ige Dextrose unter Zusatz von Kalium und Altinsulin sowie insulinunabhängige Zuckerlösungen. Die Deckung des Eiweißbedarfes erfolgte durch 20%iges Humanalbumin und Aminosäurelösungen unter Beachtung der Nierenfunktion.
Die medikamentöse Abstillung als Mastitisprophylaxe sei der Vollständigkeitshalber erwähnt (Tabelle 6 und 7).

Geben zusammenfassend noch einmal kurz unser medikamentöses Therapieschema wieder:
Die Voraussetzungen für die erfolgreiche Bekämpfung dieses schwersten Krankheitsbildes sind durch interdisziplinäres Zusammenwirken im Rahmen einer Intensivstation gegeben. Ausreichende Überwachung sowie differentialdiagnostische Abklärung vor allem neurologischer Symptome in Zusammenarbeit mit anderen Fachdisziplinen sind hier der Schlüssel zum Erfolg.

Tabelle 6. Medikamentöses Therapieschema der Eklampsie I

Sedativa		
	Lytische Mischung	2ml/2-4^{H} i.v., i.m.
	Valium	10 mg/2^{H} i.v., i.m.
	Droperidol	5 mg/6^{H}
	Distraneurin (notfalls Relaxierung)	Dauertropf 40-60 GTT/min initial
Antihypertensiva		
	Nepresol	100-200 mg/250 mit Motorspritze nach Bedarf
	Ismelin	10 mg i.v. oder i.m. nach Bedarf
	Hydergin	0,3-1,2 mg/500 ml Infusion
	Arfonad	250 mg/500 ml nach RR

Tabelle 7. Medikamentöses Therapieschema II

Diuretica	Lasix	Nach Bedarf
	Mannit	20% 100 ml/12 Std (cave:Nierenfunktion)
	Sorbit	40% 250 ml/24 Std
	Humanalbumin	20% 50 ml/12 Std.
Therapie der Gerinnungs- und Mikrozirkulationsstörung:		
	Heparin:	Initial 500-5000 E i.v. 250-500 E/H mit Motorspritze später evtl. 2500-5000 E Depot/24 Std
	Trasylol:	200 000 E/4 Std
	Gerinnungsfaktoren nach Bedarf	
Puffersubstanzen		
	Tham: Teilkorrektur nach Formel	
Kardiaca:		
	Cedilanid	0,8 mg initial i.v. dann 0,4/24 Std
	Euphyllin	0,24 mg/24 Std
Antibiotica		
	Keflin 4 (12,0)/24Std (cave: Nierenfunktion!)	
Abstillung		
	Retalon 5 mg i.m. durch 3 Tage	

Das entsprechend dem Krankheitsbild vielfältige und komplizierte Therapieschema muß unter Beachtung aller pathophysiologischen Vorgänge und Faktoren individuell dosiert und ausgewogen angewendet werden. Die Tatsache, daß es sich nicht nur häufig um die Gefährdung zweier Individuen, nämlich Mutter und Kind, sondern immer um junge Patientinnen handelt, macht diese Gruppe für den Intensivtherapeuten besonders interessant und lohnend.

Zusammenfassung

Die heute gebräuchliche Intensivtherapie der manifesten schweren Eklampsie wird an Hand des Krankengutes der beiden Intensivstationen des Wiener Anaesthesieinstitutes der Jahre 1963 bis 1973 diskutiert. Das im Vordergrund stehende cerebrale Krampfgeschehen wird durch massive Sedierung und, falls erforderlich, kontrollierte Beatmung unter Relaxation coupiert.

Die Therapie der Hypertonie besteht in der Anwendung verschiedener blutdrucksenkender Medikamente sowie genau kochsalzbilanzierter Infusionen.

Die Hirnödemsymptomatik wird durch Osmotherapeutica und Saluretica sowie mäßige Hyperventilation bekämpft. Die Wichtigkeit der neurologischen Überwachung zur Erkennung von auftretenden intracraniellen akuten Prozessen wird hervorgehoben.

Bei Mikrozirkulations- und Gerinnungsstörungen wird frühzeitige Heparinisierung als kausale Maßnahme eingeleitet.
Bei gestörter Nierenfunktion ist genaue Anpassung der Flüssigkeits- und Elektrolytzufuhr, gezielte Gabe von Diuretica und im Bedarfsfall die Hämodialyse zu erwägen.

Besondere Beachtung ist dabei der Dosisanpassung nierengängiger Medikamente, speziell der Antibiotica, zu schenken.
Normalisierung der metabolischen Acidose wird vorwiegend durch Tris erreicht.

Prophylaktische Gabe geeigneter Antibiotica sowie ausreichende hohe parenterale Calorienzufuhr sind anzustreben.

Summary

Cases of severe toxemia in two intensive care units are described in Vienna; various therapeutic steps are discussed.There were 19 cases of eclampsia between 1963 and 1973, which were transferred to the intensive care units of the Department of Anesthesia at the University of Vienna.

The most dangerous complication, cerebral convusions, is suppressed by sedation, "coctail lytique", and if necessary relaxation and artifical ventilation. Positive pressure ventilation using a nasotracheal tube for several days helps to lower intracerebral pressure as well as the rate of pulmonary complication.

The cope with hypertension, various antihypertensive drugs are administered and sodium intake is restricted.
Cerebral edema is reduced by the use of osmo-and saluretic compounds as well as moderate hyperventilation. The importance of neurological monitoring to detect acute intracranial bleeding is emphasized.

Disturbances of micorcirculation and coagulation are treated by early use of Heparin. If renal function is impaired,fluid and electrolyte substitution has to be adjusted to urinary output; diuretics and eventually hemodyalysis have to be used. The dosage of antibiotics, in particular, has to be reduced in the case of oliguria. Acidosis is treated successfully with THAM.
Appropriate antibiotics should be administrated prophylactically and a sufficient amount of calories is required.

Literatur

1. BONICA, J.J.: Obstetric Anegesia and Anesthesia. S.102-107 Berlin-Heidelberg-New York: Springer 1972.
2. BREHM, R., JANISCH, H.: Wien.klin.Wschr. 84 (50), 811-813 (1972).

3. BREHM, R., JANISCH, H.: Dtsch.med.Wschr. 97, 417-425 (1972).
4. DRASCHE, E., PLOHBERGER,U.: Der Anaesthesist 13, 1-3 (1964).
5. DUFFUS, G., TUNSTALL, M., CONDIE, R., MAC GULLIVRAY, I.: Ostet. Gynec. Brit.Cwlth. 76, 645-651 (1969).
6. EASTMAN, N., HELLMAN, L.: William Obstetrics. 12th ed. New York: App. Century-Crofts 1961.
7. FIGDOR, P.P.: Mannit-Therapie S. 64-72. Wien: Verlag Notring der wissenschaftl. Verbände Österreichs. 1966.
8. JANISCH, H.: Geburtsh. Gynäk. 173/3, 266-304 (1970).
9. KÄSER, O., et al., Hrsg.: Gynäkologie und Geburtshilfe. S.455-515. Stuttgart: Thieme 1967.
10. KUCHER, R., STEINBEREITHNER, K.: Intensivstation, Intensivpflege, Intensivtherapie S. 485-488. Stuttgart: Thieme 1972.
11. LANDAU, R., LUGIBIHL, A.B.: J.clin. Endocrin. 18, (1958) 1237.
12. LAVIN, P., TELSCHOW, M.: Praxis der Intensivbehandlung. S. 509-514. Stuttgart: Thieme 1971.
13. LAVIN, P., TELSCHOW,M.: Z.prakt. Aästh. Wiederbelb. 1, 165-175 (1966).
14. MAC LAVERTY, M.: PAVLIC, S., SMITH, C.: Amer.J.Obstet. Gynec. 92, 100-105 (1965).
15. PRITCHARD, J.: Surgery 2/100, 131-140 (1955).
16. ROCKENSCHAUB, A.: Ref. 23, Österr.Ärztekongr. Wien, 20-25. Okt. 1969.
17. SARRE, H.: In: Nierenkrankheiten. 3. Aufl. S.304-308. Stuttgart:Thieme 1967.
18. SCHELER, F.: Aldactone I, Boehringer Mannheim, S. 16.
19. STONE, S., PRITCHARD, J.: Obstet. and Gynec. 35/4,574-577 (1970).
20. VARMA, T.: J. Obstet. Gyneac. Brit. Cwlth. 79,513-517(1972).
21. WEIBEL, W.: Lehrbuch der Frauenheilkunde. S.282-292. Wien: Urban und Schwanzenberg 1944.

Methoden und Ergebnisse in der gynäkologisch-geburtshilflichen Anaesthesie und Reanimation

Von I. Harkanyi

Die moderne Anaesthesie entwickelte sich in Ungarn infolge zahlreicher Gründe nur allmählich zu einem selbständigen medizinischen Fach. Demzufolge sind in den sog. kleineren chirurgischen Fächern nur sehr wenige Anaesthesisten tätig. Dieser Rückstand zeigt sich insbesondere in der Geburtshilfe und Gynäkologie, wo - obzwar im allgemeinen zeitgemäße, moderne Verfahren angewandt werden - die Narkose und Reanimation einschließlich der Reanimation des Neugeborenen, fast in jeder geburtshilflichen Abteilung - mit Ausnahme der großen Universitätskliniken und einiger Kombinatkrankenhäuser - durch Geburtshelfer durchgeführt wird. Diese Situation wird durch die Tatsache begünstigt, daß die beiden Fachtätigkeiten Geburtshilfe und Anaesthesie durch die betreffenden Ärzte parallel ausgeübt werden können, also ohne das eine oder andere Grundfach zu verlassen.

Vor etwa 10 Jahren wurde in Ungarn - auf Anregung der II.Frauenklinik der Medizinischen Universität Semmelweis, Budapest - erstmalig einem Anaesthesisten (ohne Geburtshelfer zu sein), die Erarbeitung von Anaesthesie- und Reanimationsmethoden übertragen. Als Folge dieser Anregung darf jener Umstand betrachtet werden, daß die moderne Anaesthesie gegenwärtig bereits in fast sämtlichen speziellen Anstalten Eingang fand, wonach sich die Ergebnisse sprunghaft verbesserten.

Die prinzipiellen Grundlagen unserer Tätigkeit in der Gynäkologie und Geburtshilfe lassen sich folgendermaßen zusammenfassen: die Anzahl und die Menge der angewandten Pharmaka muß auf ein Mindestmaß herabgesetzt werden; nach Möglichkeit soll die Gabe von die lebenswichtigen Zentren hemmenden und deprimierenden Mitteln vermieden werden; wir trachten die in Turin erlernten Grundprinzipien im Höchstmaß zu verwirklichen, d.h. bei induzierter vollkommener Bewußtlosigkeit eine vollständige Relaxation und optimale Ventilation zu gewährleisten; die Narkosedauer wird auf das Nötigste beschränkt und die Patientin, nach beendigter Operation, rasch zum Erwachen gebracht.

Um diese Grundprinzipien durchzuführen, bedienen wir uns der neuesten Errungenschaften der modernen Pharmakologie: in der Prämedikation wird fast ausschließlich als Neurolepticum das hochwirksame Butyrophenonderivat: Droperidol[R] eingesetzt, und zwar in kleineren Dosen (7,5-12,5 mg) intramuskulär. Sämtliche Anforderungen, die man von einer Prämedikation erwartet, werden durch dieses Mittel erfüllt: die präoperative Ruhe und Indifferenz, eine neuro-vegetative Stabilität, die gegenseitige Arzneipotenzierung und ein spätes Auftreten der postoperativen Schmerzen.- Zur Narkoseeinleitung wurden die Barbituratpräparate fast völlig abgesetzt. Statt dieser werden in bestimmten

Fällen Propanidid oder eine geringe Dosis von einem Steroidnarkoticum, bzw. dem gewünschten Zweck entsprechend in verschiedener Dosierung ein Benzdiazepinonderivat verabfolgt. Nach Eintreten der Bewußtlosigkeit wird in jedem Falle endotracheal intubiert, und sodann zum Steroid- oder Benzdiazepinonderivat ausschließlich mit einem Stickstoffoxydul-Sauerstoffgemisch oder mit einem Inhalationsnarkoticum in niedriger Konzentration, meistens Methoxyflurand, beatmet.- Während der Operation wird eine Vollcurarisierung, künstliche maschinelle Beatmung und als Ausdruck einer mäßigen Hyperventilation eine respiratorische Alkalose angestrebt. Fraktionierte Gaben der Pharmaka bewirken, daß die Patientin nach beendigter Operation binnen einiger Minuten aufwacht und der postoperativen Abteilung in einwandfreiem Zustand überliefert werden kann. Innerhalb von 24 Std kann die Patientin das Bett verlassen.

Die Narkosemethode der fast ausschließlich angewandten geburtshilflichen Operation, des Kaiserschnitts, wurde dem Wesen nach anhand gleicher Prinzipien ausgearbeitet. Es war dabei eine wesentliche Forderung, eine einfache auch für den in der Geburtshilfe tätigen Arzt leicht zu erlernende Methode zu finden, die zu einer Schnittentbindung womöglich bei jeder Indikation, für jede Gebärende gleichermaßen anwendbar sein soll: ein Kaiserschnitt kann täglich, ja stündlich nötig werden. In jedem Fall muß eine zuverlässige, gute Narkose durchgeführt werden, die dem Geburtshelfer anvertraut wird. Die vorgeschlagene Narkosetechnik wurde an unserer Klinik bei fast 2500 Kaiserschnitten ohne jegliche Änderung angewandt. Unserem Beispiel folgend wurde sie in zahlreichen ungarischen geburtshilflichen Anstalten, Kliniken, Krankenhäusern seit Jahren mit bestem Erfolg durch Geburtshelfer praktiziert. Die sich in der Regel dem Körpergewicht des Patienten anpassende Dosis der einzelnen Präparate, wird hier wie folgt gehandhabt: Prämedikation in jedem Falle Droperidol^{R}, intramuskulär unter Zusatz von Atropin, in einer Dosis von 7,5-12,5 mg 25-35 min vor der Operation. Narkoseeinleitung stets mit 0,5 g Propanidid und 1 mg/kg KG Succinylcholin aus einer Spritze zum Zeitpunkt der vollständigen Operationsbereitschaft. Während des Operationsbeginns wird hyperventiliert, intubiert und mit einer Mischung von $N_2O + O_2$ im Verhältnis 2:1 kontrolliert beatmet, bis zur vollständigen Entwicklung des Kindes. Sodann wird intravenös Oxytocin^{R} und Ergometrin^{R} injiziert und zur Gasmischung 1Vol% Penthran 3-5 min lang zugegeben. Nach Aufhebung der Succinylcholin-Relaxation werden 10-15 mg d-Tubocurarin verabfolgt. Bis zum Operationsende normalisiert sich die Spontanatmung, nach Abrauchen des Narkoticums erwacht die Patientin prompt; nach einer halben Stunde darf sie trinken, sich oral ernähren und nach 24 Std das Bett verlassen.

Bei dringend durchzuführenden Operationen bleibt der Narkosegang im wesentlichen unverändert, selbst in äußerst akuten Fällen kommt es zu keiner Modifikation; Droperidol wird niemals intravenös verabfolgt.

Unseres Erachtens nach besteht der Hauptwert dieser Narkosemethode darin, daß sie in allen Fällen, wo die Gravidität aus irgendeiner mütterlichen oder fetalen Indikation operativ beendigt werden muß, ohne Gegenindikation eingesetzt werden kann.

Bei bestimmten geburtshilflichen Komplikationen zeigt sich sogar noch eine ausgesprochene Heilwirkung an. Ich denke dabei vornehmlich an Eklampsien und Präklampsien verschiedenen Schweregrades, bei denen die Unwirksamkeit der Medikation einen operativen Eingriff erfordert: durch die geschilderte Praemedikation bessert sich infolge der hypotensiv-, β-Receptorlähmenden und den Nierengefäßspasmus lösenden Wirkung der Nierenkreislauf und die Ausscheidung;der Blutreststickstoffwert vermindert sich, ebenso die Hypertonie, und gleichzeitig wird eine wirksame Prämedikation erzielt.

Erfolgreich wird die Methode im Schockzustand angewandt, in erster Linie im hämorrhagischen Schock und dringlicher Indikation zur Operation: durch die sich infolge der Prämedikation ausbildende neurovegetative Stabilität wird die Schockprogression solange aufgehalten, bis die Schockursache - die Blutungsquelle - angegangen und behoben werden kann. Eine Ergänzungstherapie wird sinngemäß in weitem Umfang angesetzt (Dextran "40", Vollblut, Schmerzlinderung durch Narkose, Herstellung eines Flüssigkeits-Elektrolyt-Gleichgewichts, Sauerstoff-Therapie usw.).

Bei einem äußerst akuten Kaiserschnitt ist keine Zeit die Wirkung der Prämedikation abzuwarten; sie wird in typischer Weise trotzdem verabreicht. Ihr Vorteil zeigt sich später, in der Phase nach Entwicklung des Kindes. Bei fast 6000 gynäkologischen Operationen (abdominale, weniger vaginale Hysterectmiae totales,Exstirpation von Ovarialcysten, malignen Tumoren, sowie kürzere Zeit andauernde vaginale Operationen) wurden die geschilderten Pharmaka appliziert; jedesmal kam es zu einer adäquaten, komplikationsfreien Anaesthesie. - Nach Kaiserschnitten kamen 98% der Neugeborenen mit einem ein- oder fünfminütigen "Apgar 10"-Wert auf die Welt. Unter den früher praktizierten Anaesthesiemethoden erhielten wir bei der gleichen Indikationsstellung zur Sectio, nur bis zu 83 - 85% "Apgar 10"-Werte. Die zehntägige perinatale Mortalität - mit Frühgeburten inbegriffen - betrug 0,7 - 0,9%, gegenüber der früheren von 1,3 - 1,5%. Auch zur Narkose der häufig durchgeführten Laparoskopien wird eine annähernd identische Anaesthesiemethode angewandt.

In den vergangenen 10 Jahren kamen im Zusammenhang mit der Anaesthesie keine tödliche Komplikationen vor. Die kurzfristig aufgetretenen kleineren Komplikationen waren von der Anaesthesiemethode unabhängig und kamen nur selten, höchstens bis zu 1%, vor. - Bei den Kaiserschnitten kam es ebenfalls zu keinen Komplikationen. In einem Fall trat am Operationsende beim Erwachen eine Synkope auf. Wie sich später herausstellte, lag dieser eine dem Geburtshelfer unbekannte Cortisontherapie zugrunde. Nach entsprechender Behandlung wurde die Patientin vollständig geheilt.

Die Anaesthesiewirkung auf das Neugeborene wurde in der Regel nach dem "Apgar"-Wert ermittelt. In einigen Serien wurde auch eine Blutgasanalyse der Neugeborenen durchgeführt, deren Ergebnisse mit den vorher festgestellten "Apgar"-Werten übereinstimmten.- Im Laufe der Reanimation von Neugeborenen werden die Eingriffe nach dem Ahnefeldschen Alphabet durchgeführt. Sehr nützlich erwies sich auch der vom AMBU INTERNATIONAL zusammengestellte AMBU BABY NOTFALLKOFFER, der jedes unentbehrliche

Gerät, Instrument und jede Ausrüstung enthält. Es sei betont, daß dank der intensiven Geburtskontrolle und der präventiven Indikation zur Sectio, sowohl bei den im Laufe der vaginalen als auch der operativen Geburten zur Welt gekommenen Neugeborenen eine Asphyxie nur selten vorkam.

Die Diabetikerinnen stehen während der Schwangerschaft unter einer gründlichen Fürsorge und internistischen Kontrolle; man ist bemüht, den Stoffwechsel der Gebärenden im Gleichgewicht zu halten. Bei schwer Zuckerkranken sowie bei Graviden mit schwerem kongenitalem oder erworbenem Vitium wird die Schwangerschaft durch elektiven Kaischerschnitt beendigt. Auch in diesen Fällen wird zur Operationsnarkose die oben geschilderte Anaesthesie durchgeführt und sinngemäß der internistischen Therapie entsprechend ergänzt.

Summary

The author briefly outlines the development and current status of anesthesiology particuriarly anesthesiology in gynecology and obstetrics. Basic principles established in the last decade and methods of application are discussed. The primary aim of current anesthesiology is to provide full unconsciousness, optimal ventilation, and maximum relaxation. The anesthesiologist attempts to use small doses of relatively few drugs, avoiding depression of the vital organs and permitting rapid recovery from a narcosis state. Most Hungarian departments and institutions of gynecology and obstetric have adapted these principles and methods; and though anesthesia is generally performed by the gynecologist, recent results have shown great improvement. Results achieved by the II. Dept. of Gynecology of the Semmelweis Medical University, Budapest, with 2500 Cesarean Sections and nearly 6000 gynecological operations can be qualified as outstandung, both with regard to the patient and outcome of surgical intervention. Ninety-eight percent of the newborns delivered by cesarean section showed Apgar values of 10, premature infants included. No anesthesiological complications were encountered during gynecological intervention. For resuscitation of newborns the AMBU BABY NOTFALLKOFFER was used (Ambu International, Copenhagen) according to the ABC system of Ahnefeld. As a result of intensive care, during the last five years,no death due to eclampsia has occurred.

DISKUSSION

AHNEFELD: Meine Damen und Herren, wir kommen damit zur Diskussion, und ich würde vorschlagen, daß wir in der Reihenfolge vorgehen, in der die Referenten vorgetragen haben.
Zuerst der Vortrag von Herrn Beck über die Notfälle in der Gynäkologie und Geburtshilfe. Wer hat hier zusätzliche Fragen und Bemerkungen? Herr RADACOVIC.

RADACOVIC: Herr BECK, wenn ich Sie richtig verstanden habe, dann haben Sie gesagt, daß das Vorgehen bei einem Herzstillstand davon abhängt, wo der Herzstillstand stattfindet. Im Operationssaal bevorzugen Sie wegen besserer Effektivität die offene Herzmassage. Ich bezweifle, daß der chirurgisch tätige Gynäkologe diesem Vorschlag Folge leisten wird. Es wird in der Praxis eher so sein, daß er "möglichst schnell" einen Thoraxchirurgen kommen läßt, dem er dann die Thorakotomie überläßt. Was geschieht in der Zeit bis der entsprechende Thoraxchirurg an Ort und Stelle ist? Für die Zwischenzeit werden Sie sich doch mit einer geschlossenen Herzmassage begnügen müssen, und wenn die geschlossene Herzmassage bis zu dem Eintreffen des Thoraxchirurgen ausgereicht hat, dann wird sie auch weiter ausreichen; wenn sie nicht ausgereicht hat, dann kommt auch der Thoraxchirurg zu spät.

Wir haben genug Parameter, um zu beurteilen, ob eine geschlossene Herzmassage ausreichend ist: da ist erstens der periphere Puls, da sind die Pupillen, die enger werden und da ist die Hautfarbe.

AHNEFELD: Vielen Dank, Herr RADACOVIC. Herr BECK, Sie möchten etwas dazu sagen?

BECK: Ich möchte Wert und Bedeutung der äußeren Herzmassage in keiner Weise herabmindern, und ich habe eigentlich nur deswegen das Thema angeschnitten , weil ich glaube, daß in besonderen Fällen auch der Gynäkologe zur inneren Herzmassage greifen soll, wenn die äußere Herzmassage nicht in absehbarer Zeit - innerhalb von 3 Minuten - den nötigen Effekt zeigt. Denn der Patient ist in Narkose, er ist abgedeckt, es bedarf also keiner langen Vorbereitungen zur Eröffnung des Thorax. Wir hatten einen Epontol-Herzstillstand, wo sehr rasch die Thorakotomie vom Gynäkologen durchgeführt wurde und wir mit Erfolg das Herz sofort wieder in Gang brachten. Dann haben wir natürlich von der thorako-chirurgischen Abteilung jemanden zur Hilfe gerufen, der den Thorax wieder zugenäht hat, denn darin haben wir ja keine Erfahrung. Die Thorakotomie ist nicht so schwierig, wie sie sicher manchem Gynäkologen auf den ersten Blick erscheint.

AHNEFELD: Vielen Dank, Herr BECK. Ich stutzte auch etwas, als ich Ihre Ausführungen hörte, denn ich erinnere mich an eine Zusammenstellung einer amerikanischen Publikation, die sich gerade mit der Effektivität innerer und äußerer Herzmassage befaßte und wo der Nachweis geführt wurde, daß man mit der inneren eigentlich nicht weiterkommt. Da stand unter anderem der Satz: "Es muß ein phantastisches Gefühl sein, den Thorax zu öffnen, denn immer wieder findet man diesen Hinweis. Aber wehe, wenn die Finger im Thorax stecken und dann weich werden, weil man nicht weiß, was man tun muß."

Und da liegt das Problem. Es handelt sich ja nicht nur darum, den direkten Kontakt mit dem Herzen herzustellen, sondern es ist die Effektivität - und darüber ist viel diskutiert worden - mit ein oder zwei Händen herzustellen. Dabei kann man sehr leicht nicht wiedergutzumachende Schäden am Herzen hervorrufen. Ich finde es aber gut, daß dieses Thema noch einmal angeklungen ist, damit wir uns daran erinnern, daß dieser Schritt als verzweifelter Restzustand noch übrig bleibt. Aber ich würde auch sagen, ob Anaesthesist, Gynäkologe oder wer immer es sei - den Thorax zu öffnen gelingt immer und die Hände bekommt man auch hinein, aber wer hat es wirklich in seinem Leben schon so oft gemacht, um die in dieser Notsituation erforderliche Routine zu bekommen. Diese beiden Dinge sollte man vielleicht abwägen.

LUDWIG: Herr BECK, Sie haben gesagt, während des Status eclampticus keine Sectio! Sicher, der Status eclampticus wird medikamentös behoben, aber wenn wir den Status durchbrochen haben, dann ist doch die Entbindung an sich die Therapie der Wahl.Und das bedarf ja oft eines geringen Zeitaufwandes. Würden Sie nicht auch mit mir übereinstimmen, daß man bei einer schweren Eklampsie die operative Entbindung bei unreifen Geburtswegen als Mittel der Wahl empfehlen muß, nachdem man vorher den Anfall behandelt hat?

BECK: Ich glaube, man muß grundlegend unterscheiden zwischen einer Patientin, die einen Anfall hatte und die dann natürlich als Eklampsiefall gilt, und einer anderen Patientin, die mit mehreren Anfällen in die Klinik eingeliefert wird. Ich habe die Differenz während meiner Tätigkeit in Wuppertal und in Mainz gesehen. In Wuppertal bekamen wir aus einem großen städtischen Einzugsgebiet relativ leichte Fälle mit Eklampsie, bei denen wir praktisch den ersten Anfall coupiert und schon aus fetaler Indikation eine Stunde danach eine Sectio machten. Und wir haben hier im Mainzer Gebiet Fälle gehabt, die von weit her kamen, die schwerstgefährdet waren, die z.T. schon 10 Anfälle und mehr gehabt hatten. Ich weiß noch gut, daß ich mit Herrn Prof. FRIEDBERG lange darüber diskutierte, und wir uns gerade über diese Unterschiede zwischen Eklampsie und Eklampsie klar geworden sind, daß man in schweren Fällen der Eklampsie mit der Sectio als Therapie eine sehr hohe mütterliche Gefährdung in Kauf nimmt. Die Frage nach der therapeutischen Bedeutung der Entbindung steht natürlich nach wie vor im Raum. Und ich glaube deswegen, daß man bei einer schweren Eklampsie mit schweren Störungen versuchen sollte, die vaginale Entbindung anzustreben. Dies ist sicher für die Frau ein wesentlich geringeres Risiko und besitzt für die Entbindung einen therapeutischen Effekt. Auf den Ruf: schwere Eklampsie! mit einer möglichst schnellen Sectio-Entbindung zu korrelieren, wird sicher in sehr vielen Fällen mit mütterlichen Todesfällen enden.

<u>AHNEFELD</u>: Weiteres zu diesem Thema? Herr JONATHA wollen Sie noch etwas ergänzen?

<u>JONATHA</u>: Bei uns hat sich die Therapie der Eklampsie seit dem Eintritt von Prof. AHNEFELD und seiner Gruppe 1968 in Ulm entscheidend geändert. Wir führen bei jeder Eklampsie sofort nach Durchbrechung des Anfalles die Schnittentbindung durch. Allerdings muß einschränkend gesagt werden, Patientinnen mit mehr als 10 Eklampsie-Anfällen haben wir bis jetzt Gott sein Dank nicht gesehen.

<u>DICK</u>: Man muß sich über eines klar sein: nicht mit der Durchbrechung des Anfalles allein ist die Indikation zur operativen Schnittentbindung gegeben. Wenn die Patientinnen ihre Nierenstörungen, ihre pulmonalen Störungen usw. haben, müssen diese in jedem Fall erst beseitigt werden. Es ist also nicht mit der Coupierung des Anfalles getan, und wenn man sich nicht danach richtet, dann riskiert man wirklich die mütterlichen Todesfälle. So habe ich Herrn JONATHA auch insgesamt verstanden.

<u>AHNEFELD</u>: So sind wir dann auch vorgegangen, d.h. in dem Moment, wo wir glaubten, eine bessere Ausgangssituation erreicht zu haben.

<u>LANGREHR</u>: Ich glaube, es ist ein unveränderter Tatbestand, daß die Entbindung,wenn sich auch kein streng ätiologischer Zusammenhang nachweisen läßt, trotzdem die vorrangige Therapiemaßnahme zur Beendigung der Eklampsie ist, selbst wenn die Anfälle zunächst noch anhalten. Ferner möchte ich zustimmen, wenn möglich eine vaginale Entbindung durchzuführen, d.h., wenn die Gegebenheiten es zulassen, wenn Wehen da sind, wenn die Geburt schon in Gang gekommen ist. In dieser Situation glaube ich allerdings auch, daß man bei einer eklamptischen Frau - und hier ist jetzt wirklich nur von solchen Fällen gesprochen, die einen Anfall nach dem anderen haben, schwere Eklampsien also - mit einer vaginalen Entbindung besser auskommt, z.B. unter Zuhilfenahme der Dauerzuganschlingung oder irgend etwas zur Unterstützung, als mit einer Sectio-Narkose, die man dann anwenden muß. Das ist nicht ungefährlich. In diesem Moment ist es außerordentlich schwer, das Lungenödem, das ja bei diesen Fällen immer droht, hundertprozentig zu vermeiden. So habe ich Herrn BECK verstanden. Wenn in dieser Situation die vaginale Entbindung möglich ist, dann sollte man sie der Sectio-Entbindung vorziehen. Wenn sie nun gar nicht möglich ist - und auf dem Standpunkt stehen wir auch - spielt das Kind in dem Zusammenhang bei diesen schweren Eklampsien eine untergeordnete Rolle. Eine kindliche Indikation zur Eingriffsart gibt es da eigentlich nicht, sondern die Mutter steht ganz im Vordergrund.

<u>AHNEFELD</u>: Ich meine, selbstverständlich ist es so, daß man nicht sagt: nur so oder nur so. Da stimmen wir wohl weitgehend überein. Die sogenannte Spontangeburt ist ja auch nicht ohne Risiko und insbesondere, wie lange läuft sie! Nochmals, uns interessiert hierbei die Zahl der Krampfanfälle nicht - die haben wir sofort in der Hand -,sondern das, was inzwischen schon an Störungen der vitalen Funktionen vorliegt.

BECK: Ich wollte das auch sagen, daß man mit den heutigen Maßnahmen Krampfanfälle coupieren kann, nötigenfalls nach dem Vorschlag von Frau Drasche, daß man relaxiert und intubiert und auf diese Weise die Patientin von den Krampfanfällen befreien kann. Aber die weiteren Störungen der Organe, vor allen Dingen der Leber, der Niere und der Hirnfunktion, werden durch einen anschließenden operativen Eingriff zunehmend verschlechtert.

AHNEFELD: Vielen Dank, dann wollen wir dieses Thema abschließen. Weitere Fragen noch an Herrn BECK?

BLUM: Ich möchte noch einmal auf die erste Frage zurückkommen wegen der Herzkompression.
Ich sehe die Sache von einem anderen Standpunkt. Wir haben uns über Jahre bemüht, bis die Chirurgen endlich den Brustkorb eröffnet haben, um eine kardiale Kompression durchzuführen. Es ist nachher so gewesen, daß man die externe Herzmassage nicht mehr machen mußte, aber nun wächst eine neue Generation heran, die die interne nicht mehr machen kann; ich glaube, das ist auch nicht die Antwort.

AHNEFELD: Nein, das war, soweit ich die Diskussion verstanden habe, auf gar keinen Fall die Antwort. Ich sagte ja, in den Thorax hereinzukommen und ein Herz in die Hand zu nehmen, das ist nicht das Problem. Die Schwierigkeit ist nur, die effektive Herzmassage zu machen, das kann man übungsweise nicht gerade oft tun. Deswegen haben eben diese beiden Methoden eine andere Gewichtung bekommen.

HALMÁGYI: Es ist bekannt, daß die Effektivität der internen Herzmassage nur dann gegeben ist, wenn nicht nur die Thoraxwand eröffnet ist, sondern auch das Perikard, wenn man die Kompression mit der Doppelhandmethode durchführt, und zwar ohne das Herz seitlich zu luxieren. Dieser Eingriff muß exakt und schnell vorgenommen werden. Die hierfür notwendige Routine besitzen Anaesthesisten, Gynäkologen, aber auch Allgemein-Chirurgen nicht, sondern heutzutage nur noch die Thorax- und Herzchirurgen.

AHNEFELD: Vielen Dank für diesen Zusatz. Zu Herrn BECK noch einmal: Ich fand es besonders gut, daß Sie darauf hingewiesen haben, wann die Komplikationen unter der Anaesthesie eintreten. Ähnlich wie in den anderen Bereichen immer dann, wenn es sich angeblich um einen kleineren Eingriff handelt, wenn es so schnell geschehen soll und wenn es dann heißt, in wenigen Minuten sind wir fertig. Und diese wenigen Minuten werden dann zu ganz langen Minuten für denjenigen, der oben steht, wenn dann die Aspiration tatsächlich die entscheidende Rolle spielt. Man kann den Umfang des operativen Eingriffes oft vorher nicht abschätzen, und man hat sich darauf einzurichten - dafür sind wir ja Anaesthesisten -, daß dem Operateur in jeder sich ergebenden Situation optimale Bedingungen zur Verfügung stehen.
Das geht nur, wenn ich davon ausgehe, daß es keine Kreißende gibt, die ich nicht als "mit vollem Magen" zu definieren habe, und danach richten sich alle weiteren Maßnahmen. Daß wir trotzdem vor einer großen personell schwierigen Situation stehen, ist klar. Auf der anderen Seite finde ich es schon ganz wesentlich, wenn wir mal erkannt haben, "wo passiert es und wie könnten wir vielleicht ansetzen."

Zu Herrn BECK noch weitere Fragen? Nein? Dann darf ich Herrn NOLTE und Herrn SEHHATI bitten. Sind zu dem Referat "Sofortmaßnahmen bei gynäkologischen und geburtshilflichen Notfallpatienten außerhalb der Klinik" Fragen und Ergänzungen?

BAUCH: Gibt es Erfahrungen über das Atemanalepticum Daptacil auch in der Geburtshilfe? Die Nikolas-Chemie hat uns das vor etwa 2 Jahren in einer Konzentration von 30 mg gegenüber 115 mg bei Erwachsenen zur Anwendung bei frühen Neugeborenen oder sonstigen Atemstörungen angeboten. Gerade bei Transporten und Verlegungen sei dieses Medikament anzuwenden.

NOLTE: Ich persönlich habe keine Erfahrungen mit Daptacil. Vielleicht weiß das einer der Geburtshelfer? Ich habe es nie angewendet.

AHNEFELD: Hat irgend jemand größere Erfahrungen? Nein. Weitere Fragen an Herrn NOLTE? Wenn das nicht der Fall ist, dann nehmen wir das nächste Referat von Herrn LANGREHR: "Soforttherapie und Narkose bei gynäkologischen und geburtshilflichen Notfällen in der Klinik".
Wer wünscht dazu das Wort?

KRISTOFFERSEN: I have been wondering that the anti-acid therapy according to a paper of CRAWFORD has not yet been mentioned. We have made some investigations which have shown that 15 ml of magnesium-tri-silicate in all cases are able to increase the pH from about 1,5 to 2,5 to about 6. And this simple therapy, I think, should be used in all unclear cases and should be given 10-15 minutes before anesthesia. It is used in all acute cases in Aarhus.

HALMÁGYI: Many thanks to Dr. NOLTE, he will translate it for us.

NOLTE: Dr. KRISTOFFERSEN wundert sich darüber, daß die antiacidotische Therapie des Magensaftes überhaupt nicht erwähnt wurde, und zwar mit Magnesiumtrisilikat. Man installiert 5-15 ml vor Einleitung der Anaesthesie. Angefangen hat es ja in der Geburtshilfe nach Berichten von CRAWFORD und wird jetzt auch in Aarhus für alle akuten Fälle auch in der Allgemeinchirurgie verwendet.

LANGREHR: Wir machen diese Therapie routinemäßig nicht. Es ist darüber geschrieben worden, und Sie haben völlige Freiheit, das zu tun, aber was Sie abbinden können, ist die Acidität des Magensaftes; Sie würden also die Zahl von Fällen, die reinen Magensaft im Magen haben, wenigstens in der Weise verbessern, daß der Magensaft dann nicht mehr so sauer ist. Aber ich glaube, daß ein Narkoseverfahren, welches die Aspiration möglichst überhaupt ausschließt, in erster Linie erzielt werden sollte. Wir haben bislang so eine routinemäßige Antiaciditätsbehandlung nicht durchgeführt.

NOLTE: Wir tun es auch nicht. Aber wenn ich die Problematik richtig verstanden habe, gibt es ja Untersuchungen darüber, daß die Aspiration von Magensaft mit einem pH-Wert von 1,7 oder gar darunter fast immer tödlich ist. Zwischen 1,7 und 2,5 soll die Mortalität noch 50% betragen, während sie bei einem pH von 2,5 und mehr wesentlich geringer wird. Und mit dieser Therapie bekommt man Magensaftverhältnisse von Werten um pH 4-5.

AHNEFELD: Das ist sicher ganz richtig. Nur, das Problem des Mendelson-Syndroms - und darum geht es ja dann - ist in der Weise überhaupt noch nicht gelöst. Wir wissen inzwischen, daß mit ganz großer Wahrscheinlichkeit ein halber Milliliter ausreicht um dieses Syndrom auszulösen. Es ist sehr viel darüber berichtet worden - und wir haben vor 2 Jahren noch einmal die ganze Literatur zusammengestellt -, daß durch Verminderung der Acidität schon eine geringere Auswirkung dieses Syndroms möglich ist. Genaues darüber ist aber nicht bekannt. Die Schwierigkeit ist ja die, daß, wenn Sie nun unmittelbar vor der Anaesthesie den Magensaft abpuffern, dann trotzdem während der Masken-Narkose Maßnahmen ergreifen müssen, die nicht vorhersehbar waren, nämlich z.B. Kristellern, dann entstehen Aspirationsschwierigkeiten in ganz gleicher Weise. Weitere Bemerkungen dazu, oder hat jemand noch Vorschläge, wie er in speziellen Bereichen anders vorgeht?

RADACOVIC: Ich möchte nur etwas besonders unterstreichen, was Herr LANGREHR über anaphylaktoide Reaktionen gesagt hat, was schon in Linz und auch heute immer so unter der Oberfläche dahingeht. Wir haben in einigen Fällen die Möglichkeit gehabt, schnell Hämatokrit und Blutgas-Werte zu bestimmen. Dabei konnten wir beobachten, daß Hämatokritwerte schlagartig auf Größenordnungen von 55 bis 60 ansteigen; wir haben extreme Hypoxien gemessen mit einem pO_2 bis 35. Ich glaube, daß eine anaphylaktische Reaktion in erster Linie ein Problem von Hypovolämie und Hypoxie ist. Daraufhin haben wir uns ein Arbeitsschema ausgearbeitet: wir füllen schnell den Kreislauf auf, wir beatmen sofort mit 100%igem Sauerstoff, wir verabreichen Calcium und Histaminica, und damit sind bisher diese Situationen gut ausgegangen. Mir sind etliche Todesfälle aus der Umgebung bekannt, wo die anaphylaktoide Reaktion zum Exitus führte.

LANGREHR: Danke schön. Ich bin vollständig Ihrer Meinung. Es ist eine Gesamttherapie und die Hypoxie und Hypotonie sind ein ganz wichtiger Punkt in dem Zusammenhang.

AHNEFELD: Ja, vor allen Dingen in den Fällen - und deswegen ist es wichtig, daß Herr LANGREHR es angesprochen hat -, wo Sie schon in eine Hypotonie hineingehend noch zusätzlich diese Reaktion bekommen; dann entwickelt sich sehr schnell eine Katastrophe. Es ist darüber jahrelang tatsächlich hinter vorgehaltener Hand gesprochen worden - weil wahrscheinlich niemand wagte, über diese Situation zu berichten, im Glauben es sei nur bei ihm so - und inzwischen gibt jeder zu, den man anspricht, ja solche Fälle hatte ich auch. Deswegen sollte man diese Reaktionen definieren, damit man sie kennt und in jedem Falle, in dem man diese Stoffe anwendet, auch entsprechende Notmaßnahmen einleiten kann. Es ist ebenfalls nach Hämaccel ein anaphylaktischer Schock vorgekommen. Haben Sie irgendeine Statistik oder ist in der Literatur etwas über die Häufigkeit bekannt?

LANGREHR: Ja, ich hatte Zahlen bezüglich des Verhältnisses angeführt: unter wieviel Fällen nach Hämaccel-Applikation, unter wieviel Fällen nach Epontol-Gabe, unter wieviel Fällen des Gesamtmaterials diese Reaktion bei uns vorgekommen ist.Nun, in der Literatur schwanken diese Angaben etwas, aber wenn man größeres Zahlenmaterial hat, dann stimmen sie ungefähr alle überein. Es sind Größenordnungen von 1:1000 Fällen, in denen solche anaphylaktoiden Reaktionen bei den verschiedensten Präparaten vorkommen; Barbiturate, Hämaccel, Oxypolygelatine, Dextrane usw.

LICHSZTEJN: Ich wollte fragen, ob man bei Aspiration evtl. eine Lavage durchführen sollte, d.h. die Lungendurchspülung mit Kochsalz, evtl. beim Mendelson-Syndrom mit Aspiration und bei anderen Notfallsituationen.

LANGREHR: Darüber gibt es ja eine heftige Diskussion und eine Reihe von sehr guten Untersuchungen, bei denen immer wieder herausgekommen ist, daß ganz besondere Kombinationen von Spülflüssigkeiten offensichtlich einen guten Effekt haben. Ich kann dazu nur sagen: wir haben noch nie eine so umfangreiche - und neben der Acidität spielt ja sicherlich die Menge der Aspiration auch eine entscheidende Rolle - Aspiration gehabt, daß wir eine Lavage ins Auge gefaßt hätten. Ich habe noch nie eine gemacht.

AHNEFELD: Weitere Fragen? Bitte schön.

Sie erwähnten, daß die Maskenbeatmung bei Neugeborenen nicht so ganz optimal sei. Können Sie das von Ihnen erwähnte neue Überdruckventil noch einmal kurz skizzieren und zu seiner Funktion Stellung nehmen?

LANGREHR:Es handelt sich um ein kleines Injektorventil. Der Sauerstoffeinstrom geht entgegen der Richtung zum Tubus, also zur Ausatemseite; dadurch ist ein kleines Injektorprinzip vorhanden, das die Ausatmung erleichtert. Diese kleinen Ventile haben 2 interessante Punkte: sie sind leicht, was für den nicht fixierten Tubus über dem Kind wichtig ist, und sie sind technisch vollständig unanfällig. Vielleicht ist ein dritter Punkt noch erwähnenswert: Sie können jede beliebige Frequenz,Druckhöhe, Druckbegrenzung mit dem verschließenden Finger oben selbst, und zwar sehr schnell regulieren. Wir glauben, daß mit solchen ganz einfachen Systemen dem Prinzip des raschen Handelns und der technischen Sicherheit in diesen Fällen am ehesten nachzukommen ist. Wir stellen die Injektorventile selber her und wollen das relativ einfache Prinzip auch publizieren, damit sie jeder nachbauen kann.

AHNEFELD: Anaesthesie und Eigenfabrikation. Ja, Herr LANGREHR, wichtig erschien mir Ihr Hinweis, daß man um Gottes Willen nun nicht erst drei Kisten aufmachen muß, bevor man mit der Reanimation beginnt. Oft ist es ja so, daß die Kenntnisse noch nicht da sind, aber die Ausstattung bis zum Bandspeichergerät komplett ist.

Wir persönlich bevorzugen den Baby-Ambu-Beutel deswegen, weil er unabhängig von Treibmitteln zu handhaben ist, aber selbstverständlich sind damit die gleichen Möglichkeiten gegeben.

Dürfen wir hier Herrn LANGREHR jetzt entlassen oder gibt es noch eine wichtige Frage? Nein. Zum nächsten Referat von Herrn DICK:
"Aufgaben des Geburtshelfers und Anaesthesisten bei der dringenden Sectio".

LUDWIG: Herr Kollege DICK, nur eine kurze Anmerkung. Sie haben in Ihrem Schema zweimal "Präventivsectio" gebracht, einmal I und II. Nun scheint es mir nicht gleichgültig zu sein, ob es sich dabei um eine Präventivsectio nach Risikoschwangerschaft handelt oder mit einer anderen Indikation. Beispiel: es ist ein anderes Risiko, ob Sie bei einer Primiparen wegen einer Beckenendlage eine Sectio machen, oder ob Sie bei einer chronischen Placentainsuffizienz eine Sectio präventiv am wehenlosen Uterus vornehmen. Beides sind hinsichtlich des Kindes, aber auch hinsichtlich der Mutter verschiedene Probleme, beides ist eine Prävention.

Mein Vorschlag: die beiden Präventivsectio-Indikationen zu differenzieren nach Präventivsectio nach normaler Schwangerschaft und Präventivsectio nach Risikoschwangerschaft.

DICK: Da ich nur Anaesthesist bin, und wir bei der Gestaltung des Schemas zusammengearbeitet haben, möchte ich diese Frage gern an Herrn JONATHA weitergeben, der ja Geburtshelfer ist.

JONATHA: Ich kann mich eigentlich nur für den Vorschlag bedanken.

AHNEFELD: Herr BECK, bitte schön.

BECK: Ich möchte zu dem Thema balancierte Allgemeinnarkose zur Sectio und der Regionalanaesthesie doch noch sagen, daß nach unseren recht umfangreichen Erfahrungen Frauen die Regionalanaesthesie sicher nicht ablehnen, wenn man sie ihnen richtig erklärt. Vor allen Dingen in bezug auf die kontinuierliche Periduralanaesthesie, wo man den Patientinnen auch eine entsprechende Erklärung abgeben kann, wird diese sehr gerne akzeptiert. Man kann sicher nicht sagen, die Regionalanaesthesie wäre für die Psyche ein wenig schonendes Verfahren, und ich möchte das aus den eigenen Erfahrungen doch sehr nachdrücklich betonen.

NOLTE: Ich möchte Herrn BECK in seiner Auffassung auch beipflichten. Es ist wirklich die Frage "how you sell your product". Wenn Sie es dem Patienten wirklich erklären, entsteht überhaupt keine Schwierigkeit. Aber ich glaube, es ist auch regional bedingt.

BECK: Ich möchte das mit der Regionalität nicht gerade darauf beziehen, daß wir auch bayerische Patienten bekommen. Aber ich glaube eines doch: bei der dringlichen und bei der Notfallsectio würde ich persönlich immer noch vorziehen, das Gesetz des Handelns in der Hand zu haben und nicht auf eine Periduralanaesthesie warten zu müssen, die möglicherweise gar nicht vollständig sitzt und die mir unter Umständen Komplikationen machen kann, mit denen ich nicht fertig werde. Ich habe ein absolutes Maximum an Handlungsfreiheit, wenn ich die Narkose mache.

AHNEFELD: Meine Damen und Herren, als Moderator würde ich sagen, jetzt kommen wir ans Weltanschauliche, könnten wir das vielleicht bei der Nachspeise fortsetzen? Es gibt doch, darüber sind wir uns klar, von beiden Seiten her gute Erfolge; es kommt aber ganz sicher bei der Regionalanaesthesie noch mehr darauf an, wer sie macht. Und die Schwierigkeit liegt auch darin,daß wir nicht nur in den 8 Stunden, wo alle Könner versammelt sind, sondern in den 24 Stunden des Tages sicherstellen müssen, daß das, was angeboten wird, in gleicher Weise gut ist. Und da ergeben sich sicher bei der einen oder anderen Methode regional auch Unterschiede. Aber ich glaube, wir stimmen trotzdem überein. Noch Fragen?

LANGREHR: Ich wollte nur noch eine Anmerkung bezüglich Ketamin und Erhöhung des Uterustonus machen. Wenn das der einzige Einwand gegen das Ketamin in der Geburtshilfe ist, und wir haben immer geglaubt, daß das bislang neben den vielen Vorteilen der einzige Einwand ist, dann gilt, daß wir nach Ketaminanwendung das Kind innerhalb der nächsten Minuten entbunden haben müssen. Das würde für bestimmte Fälle gelten und dann mit einer guten postpartalen Kontraktion belohnt werden, oder wir müssen ein Tonolyticum zusetzen, damit wir den Tonuseffekt des Ketamins bei erhaltenen Vorteilen aufheben. Das tun wir und Sie ja auch, indem wir das beste vorhandene Tonolyticum im Rahmen unserer Bemühungen einsetzen, das Halothan, welches in kleinsten Konzentrationen jeden Tonus sofort beseitigt.
Wir halten das für eine relativ gute Kombination und haben vom Tonus her keine Schwierigkeiten.

DICK: Ich sehe nur nicht ganz ein, daß man ein Mittel zur Narkose verwenden soll, das inzwischen einwandfrei nachgewiesen eine Erhöhung des Uterustonus bewirkt, wenn ich von vornherein weiß, daß sich der Geburtshelfer bemüht, den Uterustonus mit dem Tonolyticum herabzusetzen. Von daher wollte ich es verstanden wissen, bei diesen speziellen Indikationen.

AHNEFELD: Vielen Dank. Zum Referat von Herrn JONATHA Fragen? Ich sehe, Herr JONATHA, Sie haben das so klar dargestellt, daß sich alles weitere ergibt.

JAISLE: Herr LUDWIG, Sie hatten uns eine Heparinüberdosierung angedroht und dabei 500 Einheiten/Stunde angeboten. Initialdosis auch, oder dürfen wir die 5000 weiter verwenden?

LUDWIG: Nein, Herr JAISLE, ich habe mich da vielleicht nicht ganz klar ausgedrückt. 500-1000 Einheiten sind sicher tolerabel. Man muß auch berücksichtigen, daß ein Teil des blutpräsenten Heparins mit der noch nicht beherrschten Blutung wieder ausfließt. Ich möchte nur ausdrücklich vor der pathogenetischen Vorstellung warnen, daß eine Verbrauchsreaktion bei jedem Schock eine Rolle spiele. Daran ist Kritik erlaubt. Heparin in Dosen von 5000 Einheiten initial zu geben und dann bis zu 20000 Einheiten innerhalb weniger Stunden ansteigen zu lassen, halte ich für einen Fehler, vor dem ich warnen möchte.

AHNEFELD: Ihre Empfehlung geht also dahin, in diesen Fällen nicht mehr mit einer hohen Basisdosis zu beginnen, sondern 500 Einheiten bis 1000 Einheiten pro Stunde zu verabreichen.

Diese Mitteilung ist ja für uns alle wichtig.
Weitere Fragen an Herrn LUDWIG? Keine mehr.

LUDWIG: Ich habe vergessen zu erwähnen, daß die Phytonogensubstitution ein hohes Hepatitisrisiko birgt. Wir haben früher ausschließlich auf die Substitution von Faktoren Wert gelegt, heute steht ein prophylaktischer Gesichtspunkt mehr im Vordergrund. Man sollte sich überlegen, daß jedes Gramm Phytonogen, das man mehr infundiert, ein außerordentlich hohes Hepatitisrisiko heraufbeschwört, da auch das vom Handel angebotene Phytonogen eben die Virusfraktion mit enthält.

AHNEFELD: Vielen Dank, Herr LUDWIG. Wir kommen zum Referat von Herrn KREUSCHER. Bitte schön, Herr JAISLE.

JAISLE: Herr KREUSCHER, Sie hatten einen besonderen Reanimationsraum für den Kreißsaal gefordert; dem kann ich entschieden nicht zustimmen, denn ich möchte nicht nur das Kind in der Geburtshilfe sehen, sondern ich möchte daneben auch noch einen Blick auf die Mutter werfen. Soviel Personal haben wir in keinem Kreißsaal, daß ich in zwei getrennten Räumen mit jeweils einer, zwei oder gar mehreren Personen arbeiten kann. Der Blick auf die Mutter sollte, trotz der Perinatologie, die so groß geschrieben wird, nicht vergessen werden.

KREUSCHER: Man muß sicher die räumlichen Verhältnisse den jeweiligen personellen Bedingungen anpassen.

AHNEFELD: Weitere Fragen? Herr RADACOVIC?

RADACOVIC: Herr Professor, Sie haben vorgeschlagen, daß man im Operationssaal neben den Scopes für Anaesthesisten noch eine Wandanzeige für den Chirurgen anbringen sollte. Nun, dazu hätte ich einige Bemerkungen. Wir haben vor 10 Jahren in Essen ganz saubere Untersuchungen an der Kreislaufbelastung des chirurgischen Teams durchgeführt und konnten feststellen, daß ganz feste Korrelationen zwischen lokaler Situation, Zustand des Patienten und Kreislauf des Chirurgen bestehen. Andere Untersucher haben das bestätigt. Schließlich und endlich stehen ja die Chirurgen in punkto Herzinfarkt hinter den Anaesthesisten an zweiter Stelle. Ich glaube nicht, daß man den Chirurgen mit zusätzlichen Parametern belasten sollte. Für den Zustand des Chirurgen gibt es genügend Parameter. Auch der Stirnschweiß, den wir beim Chirurgen sehen, ist ein Parameter, an dem wir sehen, in welcher Situation er sich oft befindet, und ich bezweifle sehr, daß ein Chirurg ganz genau über den miserablen Zustand, in dem sich manchmal der Patient befindet, orientiert werden soll. Das würde ihn ablenken, das würde ihn belasten. Er muß soviel Vertrauen zu seinem Anaesthesisten haben, daß er weiß, der Anaesthesist klärt ihn zu gegebener Zeit auf diskrete Art über die Wahrheit auf.

KREUSCHER: Nun, meine Damen und Herren, ich bin anderer Ansicht. Ich meine, der Chirurg sollte informiert sein. Nur wenn er entsprechend informiert ist, ist eine gute Zusammenarbeit möglich, denn es muß ja während der Operation und gerade während des Auftretens von Komplikationen ein ständiger Dialog, ein Auf-Sich-Einstellen möglich sein. Es ist ja auch nicht nur die Information des operativen Teams gemeint, sondern, was ich zum

Ausdruck bringen wollte, gerade für Lehrkrankenhäuser ist es eine sehr gute Lehrhilfe. Im übrigen möchte ich immer empfehlen, bringen Sie einen Schalter an die Wand-Scopes an, Sie können sie notfalls abschalten.

AHNEFELD: Ja, in vielen Grundsätzen möchte ich Herrn RADACOVIC zustimmen, aber nicht, um dem Operateur etwas zu verheimlichen. Der Anaesthesist, der nicht die entsprechende Kommunikationsform findet, der findet sie ganz sicher auch nicht über die Wand-Scopes. Wir sollten uns eben so weit kennen, und das ist ja das Zusammenspiel Anaesthesie - operative Fächer, daß wir wissen, wie wir es uns am besten gegenseitig sagen.
Wir dürfen jetzt noch Fragen zum Referat der Wiener Gruppe stellen. Herr LACKNER zur Eklampsiebehandlung. Ja, bitte schön.

DORSCH: Herr LACKNER, Sie haben in Ihrem Referat darauf hingewiesen, daß man mit Rücksicht auf das ungeborene Kind eine Hypoventilation oder Hyperventilation vermeiden soll. Jetzt hätte ich aber doch gerne einmal gewußt, wie viele Eklampsien per Quartal sie beatmet haben, welche Ergebnisse Sie in punkto Kinder hatten und ob Sie da eventuell Indikationen stellen können.

LACKNER: Wir haben keine Frau gravid präpartal beatmet. Aus unserem bescheidenen Krankengut von 19 Patientinnen, welche aus dem Zeitraum von 10 Jahren geholt worden sind, wollen und können wir sicher keine deduktiven Schlüsse ziehen. Wir wollten lediglich unser Material vorgelegt und die diesbezüglichen gängigen Ansichten und Therapieformen vorgebracht haben.

AHNEFELD: Vielen Dank, Herr LACKNER. Noch weitere Fragen? Wir kommen dann zum letzten Referat.

SCHOLLER: Herr LACKNER, Sie haben das Distraneurin auch angezeigt, und ich kann mich erinnern, daß Herr Prof. AHNEFELD vor einem Jahr etwa das Distraneurin nur für Alkoholiker vorgesehen hat. Können Sie dazu Stellung nehmen?

LACKNER: Ich beziehe mich auf zwei amerikanische Arbeiten von 1969 und 1970, die speziell bei der Eklampsie und Präklampsie das Distraneurin wegen seiner günstigen sedierenden Eigenschaft und guten Steuerbarkeit empfehlen, auch natürlich nicht zuletzt wegen der chemisch strukturell dem Vitamin B verwandten Natur, und wegen der guten Leberwirkung bzw. fehlenden Nebenwirkungen auf die Leber wurde es eben hier verwendet und vorgeschlagen.

BECK: Zahlreiche Arbeiten aus dem deutschsprachigen Schrifttum empfehlen ebenfalls die Anwendung von Distraneurin. Der einzige Nachteil scheint mir, daß man relativ viel Flüssigkeit mitführen muß, was dann unter Umständen bei der Eklampsie mit Schwierigkeiten verbunden ist.

AHNEFELD: Vielen Dank. Zur Klarstellung muß ich hinzufügen, daß ich mich mit dieser speziellen Frage ganz bestimmt nie beschäftigt habe. Kann jemand aus eigener Erfahrung zu dem, was jetzt hier gesagt wurde und was Herr BECK sagte, weiteres beitragen?

DICK: Ich glaube, es ist in der Tat mit dem Magnesium und Magnesiumsulfat sowie dem Distraneurin letztlich so ähnlich wie mit dem Minirock: der kommt einmal in Mode und verschwindet dann wieder; zur Zeit ist er wieder in Mode. Wir selbst haben inzwischen auch Distraneurin und Magnesiumsulfat, beides mit gutem Erfolg, bei mehreren schweren Eklampsien verwendet.

AHNEFELD: Korrigieren wir: bei bestimmten Indikationen kann die Anwendung von Distraneurin erfolgreich sein.
Herr LANGREHR?

LANGREHR: Darf ich noch eine kurze Anmerkung machen? Abgesehen von dem neuerlichen Ingangkommen von Magnesiumtherapien in der Kardiologie, wo es sich ja um ganz andere Größenordnungen handelt, müßte man sich doch eigentlich mal wieder daran erinnern, Magnesium - und ich habe mit großem Vergnügen gehört, daß Herr LACKNER es nicht nimmt -, Magnesium in dieser Größenordnung ist als Sedativum vollständig ineffektiv, weil es ja nur an der Membran angreift. Das heißt, was wir durch eine Fülle von Sedativa, die wir gut kennen und in großen und toxischen Mengen verwenden können, erlangen, erreichen wir mit dem Magnesiumsulfat nur mit einer Konzentration, die sämtliche erregbaren Membranen lähmt. Also, entweder geben wir genug, dann lähmen wir einschließlich der Myokardphase alle erregbaren Membranen, oder wir nehmen zu wenig davon, dann erzielen wir praktisch auch keinen Effekt. Daß man überhaupt das Magnesiumsulfat nach den umfangreichen vorliegenden Kenntnissen seiner pharmakologischen Membranwirkung von geburtshilflicher Seite immer wieder in großen Dosen in die Therapie der Eklampsie einführt, ist mir schlechterdings unverständlich.

AHNEFELD: Das ist wahr. Uns ging es ähnlich, und wir haben uns dann von einem Kollegen referieren lassen, der sehr viel Magnesium angewandt hat, und vielleicht kann Herr DICK uns noch darüber berichten.

DICK: Ich glaube, hier ist natürlich nicht die Frage nach dem Alles-oder-Nichts-Gesetz gestellt, sondern nach der Dosis-Wirkungs-Relation. Die klinische Empfehlung lautet ja, so lange zu infundieren, wie der Patellarsehnenreflex noch da ist, bzw. dann zu stoppen, wenn er im Verschwinden begriffen ist. Wir selber gehen inzwischen auch so vor, daß wir den Magnesiumserumspiegel und auch den Urinspiegel routinemäßig bestimmen, und selbstverständlich muß man bei gestörter Nierenfunktion niedriger dosieren. Aber ich glaube nicht, daß man so weit zu gehen braucht, das Myokard mitzulähmen, um einen therapeutischen Effekt hervorzurufen. Die amerikanischen Untersuchungen gerade in den letzten 2 Jahren zeigen meines Erachtens doch eindeutig, daß Magnesiumsulfat in vieler Hinsicht entscheidende Vorteile gegenüber anderen Pharmaka hat, gerade bei der schweren Eklampsie, beim Status eclampticus. Wir können das aufgrund der sicher nicht vielen Fälle, die wir bisher hatten, nur bestätigen.

AHNEFELD: Ich glaube, diese Frage ist nach allem, was wir im Moment wissen, noch nicht ausdiskutiert. Aber es wäre wünschenswert, wenn sie nun nicht nur als Mode kommt und geht, sondern entweder bleibt oder endgültig geht. Darum sollten wir uns alle bemühen.
Zum letzten Referat von Herrn Harkânyi eine Frage? Keine Frage.

ZUSAMMENFASSUNG

Die hier zusammengefaßten Referate wurden anläßlich des Symposiums über Wiederbelebung und Intensivtherapie in der Geburtshilfe und Gynäkologie am 28. und 29. September 1973 in Mainz gehalten.

Ursachen geburtshilflicher und gynäkologischer Notfälle werden im Vortrag von BECK aufgeführt. Vergleichende Landesstatistiken weisen einen deutlichen Rückgang der Müttersterblichkeit in den letzten Jahren auf. Während die anaesthesiebedingten Todesfälle im Verhältnis zunehmen, sind die vermeidbaren weniger geworden.

Neben Infektionen und Blutungen ist die Schwangerschaftstoxikose noch eine relativ häufig letal endende Komplikation. Bei schwerer Eklampsie ist nach Auffassung des Autors die vaginale Entbindung anzustreben, da durch Narkose und Sectio Oligurie und Anurie sowie Zusammenbruch des Stoffwechsels Vorschub geleistet werden.

Die rein fetalen Notfallsituationen treten dank vielfältiger Überwachungsmöglichkeiten während der Geburt weitgehend in den Hintergrund. Lebensbedrohlichen Situationen in der Gynäkologie liegen spontane Blutungen, Blutungen im Zusammenhand mit gynäkologischen Operationen, Ileus und Peritonitis zugrunde.

Bis zur Verwirklichung der angestrebten Regelung eines 24stündigen Anaesthesiedienstes im Kreißsaal sollte der Gynäkologe in den grundsätzlichen Methoden lebensrettender Sofortmaßnahmen ausgebildet werden.

In dem Beitrag von SEHHATI und NOLTE werden lebensbedrohende Situationen in Gynäkologie und Geburtshilfe angeführt, mit denen der Arzt außerhalb der Klinik konfrontiert werden kann. Da der Arzt auf sich allein gestellt ist, und ihm nur eine beschränkte Ausrüstung zur Verfügung steht, ist die Abklärung einer exakten Diagnose von sekundärer Bedeutung. - Schwere Blutungen nach innen oder nach außen können rasch zur Beeinträchtigung vitaler Funktionen führen. Immer steht dabei die Stabilisierung des Kreislaufes und die Schmerzdämpfung an erster Stelle - wobei jedoch Morphin und seine Derivate sowie Kreislaufmittel kontraindiziert sind - sowie der rasche und schonende Transport in die Klinik. Bei unstillbaren Blutungen im 3. Trimenon ist an das Vorliegen einer Hypo- oder Afibrenogenämie zu denken; Macrodex sollte hier wegen seiner gerinnungstörenden Eigenschaften nicht infundiert werden. Spezielle Verhaltensregeln erfordert die manifeste Eklampsie zur Verhütung von Krampfanfällen mit möglichen Atemstörungen und der Gefahr der Aspiration. Mindestgeburtshilfliche Kenntnisse sind Voraussetzung zur Leitung einer Notentbindung. Die Lebensfähigkeit und eventuelle

Behandlungsbedürftigkeit des Kindes werden nach dem Apgar-Schema beurteilt. Die Grundlagen der Wiederbelebung werden dargestellt.

Anhand eines umfangreichen Krankengutes erläutert LANGREHR das Vorgehen bei gynäkologischen und geburtshilflichen Notfällen aus anaesthesiologischer Sicht und analysiert intra- und postoperativ aufgetretene Zwischenfälle bei Extrauteringravidität, Abort, Interruptio und Radiumtherapie. Insbesondere nach Radium-Röntgen-Vorbehandlung wurden anaphylaktoide Reaktionen bei gynäkologischen Patientinnen gehäuft nach Epontol, Barbituraten und Haemaccel beobachtet, weswegen in der Radiumtherapie der Ketamin-Lachgas-Narkose der Vorzug gegeben wird. Nach Auffassung des Autors neigen Frauen besonders zu verstärkter Histaminliberation, wogegen Schwangere davon ausgenommen zu sein scheinen. - Das vorabgeschätzte anaesthesiologische und operative Risiko bei gefährdeten Patientinnen korrelierte anhand eines ausgearbeiteten Punkteschemas nicht mit den postoperativ tatsächlich eingetretenen Komplikationen.

In der geburtshilflichen Anaesthesie sind besonders zwei Tatsachen vorauszusetzen: die Kreißende ist nicht nüchtern (Entleerungsverzögerung des Magens), die Kreißende entwickelt während der Eröffnungsphase häufig eine Brady-Hypotonie. Diesen Umständen ist durch eine entsprechende Narkosetechnik Rechnung zu tragen.

In intensiver Zusammenarbeit zwischen Geburtshelfern und Anaesthesiologen sind Hypoxie, Acidose, Energiemangel und Hypovolämie durch präventive Maßnahmen zu verhindern und optimale Operationsbedingungen zu schaffen. Unter diesen Kautelen ist nach Ansicht von DICK und JONATHA ein Neugeborenes nach primärer Sectio nicht von einem spontan entbundenen Kind zu unterscheiden, wenn zur Beurteilung der postpartale Säure-Basen-Status zugrundegelegt wird. - Eine balancierte Allgemeinnarkose wird von den Autoren einer Periduralal- oder Spinalanaesthesie zur Schnittentbindung vorgezogen und in ihrem Ablauf geschildert. Die Prophylaxe der Gestose erstreckt sich auf die regelmäßige Vorsorge-Untersuchung in der Schwangerschaft unter besonderer Beachtung für dieses Krankheitsbild prädisponierter Frauen. Da die Genese der Gestose bisher unbekannt ist, besteht z.Z. noch keine kausale Therapie. - Bei der Manifestation erster Symptome ist eine entsprechende Diät indiziert; bei beginnender Hypertonie können mittels Heparinisierung die durch Mikrozirkulationsstörungen hervorgerufenen Fibrinablagerungen in Placenta und Niere vermieden werden. Zur Blutdrucksenkung haben sich verschiedene Pharmaka und Kombinationspräparate bewährt; vor drastischen Blutdruckschwankungen wird hinsichtlich einer möglichen Placentainsuffizienz gewarnt. - Ödeme werden mit Saluretica angegangen unter Kontrolle der Serum-Elektrolyt-Werte; bei schwerer Gestose ist neben einem K^+ - Mangel ein Mangel an (intravasalem) freiem Wasser vorauszusetzen. -Zur besseren Durchblutung von Niere und Placenta und zur Schaffung einer günstigeren Stoffwechselsituation für den Feten empfiehlt JONATHA gefäßerweiternde Mittel. Spätestens bei drohender Eklampsie ist massive Sedierung angezeigt.

Die Aufgaben der apparativen Überwachung betreffen in erster Linie die Funktion des kardio-vasculären und respiratorischen

Systems, des Wasser-, Elektrolyt-, Eiweiß- und Energiehaushaltes. Die Überwachungsanlagen haben den verschiedensten Anforderungen Genüge zu leisten. Die Geräte sollen störunanfällig, übersichtlich und einfach in der Bedienung sein. Als Novum führen KREUSCHER und RATHGEN Bildschirme mit auswechselbaren Skalen an. Speicher-Oszilloskope können bereits EKG-,EEG, Puls- und Atemkurven wiedergeben. Bei Verwendung von Monitoren mit Modulsystem kann das Überwachungsprogramm den jeweiligen Erfordernissen durch Austausch einzelner Module angepaßt werden. Z.Z. wird an sog. Trend-Recordern gearbeitet, die alle gemessenen Vitalwerte in Form einer Trendkurve über einen wählbaren Zeitraum registrieren.

Der Beitrag von LACKNER et al. berichtet anhand eigener Erfahrungen über die Intensivtherapie der manifesten Eklampsie. Die Abklärung der Diagnose erfordert eine intensive Zusammenarbeit zwischen Geburtshelfern, Neurologen, Neurochirurgen, Internisten, Gerinnungsspezialisten und Intensivtherapeuten. Bei der Therapie steht die Behandlung der Krämpfe im Vordergrund; dabei wurde die Anwendung von Barbituraten weitgehend durch Diazepam, u.U. unterstützt von Distraneurin, ersetzt. Neben lytischer Mischung hat sich auch die Gabe von Magnesiumsulfat bewährt. Bei notwendig werdender Beatmung werden Intubationsmethode, Beatmungsmodus und Typ der verwendeten Geräte diskutiert. - Das neben anderen Behandlungsmaßnahmen zur Bekämpfung des Hirnödems geeignete Mannitol sollte bei eingeschränkter Nierenfunktion mit Zurückhaltung angewandt werden, da dieses zur Hypervolämie und zur Verstärkung eines bereits vorliegenden Tubulusschadens führen kann. - Die Möglichkeiten der medikamentösen Blutdrucksenkung werden besprochen, einschließlich der Vorteile einer Dauerperiduralanaesthesie. - Bei dem komplexen Vorgang der Mikrozirkulations- und Gerinnungsstörungen ist die frühzeitige Heparinisierung das Mittel der Wahl. Zum Ausgleich einer metabolischen Acidose hat sich TRIS bewährt, da es sich neben seinem intracellulären Effekt günstig auf die Diurese auswirkt. - Bei der Auswahl des Antibioticums zur Infektionsprophylaxe ist sowohl die cerebrale Krampfbereitschaft, als auch die eingeschränkte Nierenfunktion zu berücksichtigen; im Hinblick darauf wird von den Autoren ein Präparat aus der Cephalosporingruppe empfohlen. - Schließlich ist dem hohen Energie- und Eiweißbedarf durch eine hochkalorische Infusionstherapie Rechnung zu tragen.

Die nur zögernde Entwicklung der Anaesthesie in Ungarn zu einer selbständigen Fachdisziplin machte es notwendig, eine Narkoseform zu entwickeln, die sich auch in der Hand des Gynäkologen als sicher durchführbar und einem breiten Indikationsspektrum anpaßbar erwies. Bei der Technik sollte ein Mindestmaß an Pharmaka Anwendung finden und die Narkose den Anforderungen bezüglich Bewußtlosigkeit, Relaxation und optimaler Ventilation gerecht werden. HARKANYI beschreibt das Anaesthesie-Schema, bei dem nach Prämedikation mit Droperidol und einem Vagolyticum vorzugsweise mit Propanidid eingeleitet wird und die Narkose nach endotrachealer Intubation unter Succinylcholin mit einem N_2O-O_2-Gemisch unter Zusatz niedriger Konzentrationen von Methoxyfluran aufrechterhalten wird. Die Vorteile der Methode sowohl für den die Narkose leitenden Arzt, als auch für den Patienten werden dargestellt; in der Geburtshilfe ist die Beeinträchtigung des Neugeborenen auf ein Mindestmaß beschränkt.

Summary

This volume contains the papers presented on the Symposium, Resuscitation and Intensive Care in Obstetrics and Gynecology held on 29 September 1973 in Mainz, West Germany.

The most typical emergency cases in gynecology and obstetrics are discussed by BECK. He presents comparative studies that show a decrease in maternal mortality in recent years in Germany. At the same time an increase in deaths caused by complications during anesthesia has been observed. Another serious complication which in most cases ends in death is toxemia in pregnancy, or eclampsia. In these cases the author recommends normal delivery over the caesarean section because of severe metabolic complications during anesthesia.

SEHHATI and NOLTE discussed the emergency situation observed in gynecological and obstetric cases treated outside the hospital.Information for diagnosis as well as for therapeutic measures are given. In addition to experience in handling obstetrical problems, in C.P.R. knowledge not only of the adult but also of the newborn is mandatory. Difficulties that arise in treatment outside of the hospital are outlined and contrasted to hospital conditions for instance, outside the hospital: 1. The doctor is without assistance. 2. Detailed diagnosis is impossible. 3. Equipment is limited.

LANGREHR's presentation focuses attention on the most characteristic emergency cases in obstetrics and gynecology observed within the hospital. Emergency caesarean section, massive bleeding, and intensive care in the case of eclampsia are discussed by other speakers. In this presentation the remaining emergency situations, therapeutic consequences, and particular disadvantages encountered are discussed. Basic techniques of anesthesiology in gynecology and obstetrics are briefly reviewed, based on ten years of personal experience with 30,277 cases. The following topics are dealt with: extrauterine gravidity, abortion, interruption, radium and X-ray therapy, histamine liberation, general risks in anesthesiology, emergency operative obstetrical procedures, maternal death, acute postpartal asphyxia in the newborn, reanimation of the asphyxiated newborn, results of stillborn therapy, shock in newborns, and special cases of reanimation difficulties encountered in newborns.

DICK and JONATHA discuss the necessity for cooperation between the obstetrician and anesthesiologist during emergency caesarean sections. The percentage of caesarean sections, in relation to the total birth rate, has increased in recent years. However, mainly as a result of the present widespread use of tocolytic agents in obstetrical practice, the percentage of emergency

caesarean sections has actually decreased. Thus, the scope of the obstetricians duty, as well as that of the anesthesiologist has shifted, but expanded at the same time. The obstetrician's responsibilities primarily entail:
a) Detection of anticipated risks during pregnancy and birth
b) Early induction or termination of the birth process itself, is necessary for prevention of danger to mother or fetus
c) Avoidance of extreme emergency conditions.

The Scope of the anesthetists duties covers:
a) As early as possible acquiring information on the pathophysiological conditions in the case
b) Prevention of potential dangers by well-timed preparation and pretreatment
c) Avoidance of hypoxia, acidosis, aspiration, and hypovolemia
d) Averting of anticipated dangers by establishing an adequate gas exchange and by the accomodation of anesthetic techniques to the individual case
e) Reestablishment of maternal and neonatal vital functions, if required.

Optimal cooperation between obstetrician and anesthesiologist promises equally optimal performance of caesarean sections. But such cooperation requires sufficient exchange of information, well-timed consultation, and adequate organisation.

JONATHA presented an intensive study on prophylactic therapy on eclampsia. Toxemia (EPH) in pregnancy is a common disease that represents a risk for the mother and child. Causal treatment is unknown, since the genesis could not be explored until now. Early diagnosis of EPH-symptoms through frequent examination during prenatal care is therefore most important.The basis of the symptomatic treatment in addition to bed rest is a high-protein, low-salt, low-water and low-calorie diet, as well as the use of hypotensive and saluretic drugs. Supplementary administration of ß-memetics in combination with Isoptin is also feasible. For the most severe cases of toxemia, heparinization seems to work favorably. Through early symptomatic treatment of toxemia in pregnancy,severe clinical pictures can be prevented. Although maternal death rate could be decreased significantly, fetal morbidity is still high. After the 34th to 35th week it is, therefore, necessary in these high-risk pregnancies that all diagnostic procedures of perinatal medicine are performed in order to permit a ceasarean section in time to avoid danger to the fetus. The necessity for ceasarean section should be carefully considered, since a chronic placental insufficiency may easily be aggravated to an acute state during labor. Today modern anesthesia and postoperative intensive care make this procedure possible in each state of toxemia in pregnancy.

KREUSCHER and RATHGEN report on different facilities for monitoring vital functional parameters in departments of gynecology and obstetrics. They should cover three ranges:
1. the surveillance of the pre-, intra- and postoperative phase
2. the control of vital functions during intracavital gynecological radium therapy
3. the intrapartal surveillance of the newborn and in certain cases of pregnancy complications, as well as the control of maternal functions.

On the basis of such consideration clinical application of suitable equipment is described.

LACKNER and coauthors present the results of extensive clinical studies on intensive therapy of severe eclampsia. Cases of severe toximia in two intensive care units in Vienna and appropriate therapeutic steps are discussed. There were 19 cases of eclampsia between 1963 and 1973 which were transferred to the intensive care units of the Department of Anesthesia of the University of Vienna. The most dangerous complication, cerebral convulsions, is suppressed by sedation, "coctail lytique", and if necessary relaxation and artificial ventilation. Positive pressure ventilation using a nasotracheal tube for several days helps to lower intracerebral pressure as well as the rate of pulmonary complications. To cope with hypertension, various antihypertensive drugs are administered and sodium intake restricted. Cerebral edema is reducted by the use of osmo- and saluretic compounds as well as moderate hyperventilation. The importance of neurological monitoring to detect acute intracranial bleeding is emphasized. Disturbance of microcirculation and coagulation are successfully treated by early use of heparin. If renal function is impaired, fluid and electrolyte substitution has to be adjusted to urinary output; diuretics and eventually hemodialysis have to be used. The dosage of antibiotics, in particular,has to be reduced in the case of oliguria. Acidosis is improved by the use of THAM. Apropriate antibiotics should be given prophylactically and calories in adequate amount are necessary.

HARKANYI reports on methods of anesthesia used in emergency cases in obstetrics and gynecology in Hungary today. After a brief outline in the development and current status of anesthesiology, and particularly of anesthesiology in gynecology and obstetrics, the author discusses the basic principles established in the last decade and the methods of application. The primary aim of current anesthesiology is to provide full unconsciousness, optimal ventilation, and maximum relaxation. The anesthesiologist attempts to use small dosages of relatively few drugs eliminating depression of the vital organs and permitting rapid recovery from a narcosis state. Most of the Hungarian departments and institutions of gynecology and obstetrics have adapted these principles and methods; and though anesthesia is generally performed by the gynecologist, recent results have shown great improvement. Results achieved by the II. Dept. of Gynecology of Semmelweis Medical University Budapest, with 2500 caesarean sections and nearly 6000 gynecological operations, can be qualified as outstanding; both with regard to the patient and the outcome of surgical intervention. Ninety-eight percent of the newborns delivered by caesarean section had Apgar of values 10, premature infants included. No anesthesiological complications were encountered during gynecological intervention.
For resuscitation of newborns the AMBU BABY NOTFALLKOFFER(Ambu International, Copenhagen) was used according to the ABC system of AHNEFELD. As result of intensive care during the last 5 years not death due to eclampsia has occurred.

Anaesthesiology and Resuscitation · Anaesthesiologie und Wiederbelebung
Anesthésiologie et Réanimation

Lieferbare Bände:

1 Resuscitation Controversial Aspects. Edited by Peter Safar

2 Hypnosis in Anaesthesiology. Edited by Jean Lassner

4 Die intravenöse Kurznarkose mit dem neuen Phenoxyessigsäurederivat Propanidid (Epontol). Herausgegeben von K. Horatz, R. Frey und M. Zindler

5 Infusionsprobleme in der Chirurgie. Herausgegeben von U. F. Gruber und M. Allgöwer

6 Parenterale Ernährung. Herausgegeben von K. Lang, R. Frey und M. Halmágyi

7 Grundlagen und Ergebnisse der Venendruckmessung zur Prüfung des zirkulierenden Blutvolumens. Von V. Feurstein

8 Third World Congress of Anaesthesiology

9 Die Neuroleptanalgesie. Herausgegeben von W. F. Henschel

11 Der Elektrolytstoffwechsel von Hirngewebe und seine Beeinflussung durch Narkotica. Von W. Klaus

12 Sauerstoffversorgung und Säure-Basenhaushalt in tiefer Hypothermie. Von P. Lundsgaard-Hansen

13 Infusionstherapie. Herausgegeben von K. Lang, R. Frey und M. Halmágyi

14 Die Technik der Lokalanaesthesie. Von H. Nolte

15 Anaesthesie und Notfallmedizin. Herausgegeben von K. Hutschenreuter

16 Anaesthesiologische Probleme der HNO-Heilkunde und Kieferchirurgie. Herausgegeben von K. Horatz und H. Kreuscher

17 Probleme der Intensivbehandlung. Herausgegeben von K. Horatz und R. Frey

18 Fortschritte der Neuroleptanalgesie. Herausgegeben von M. Gemperle

19 Örtliche Betäubung: Plexus brachialis. Von Sir Robert R. Macintosh und W. W. Mushin

20 Anaesthesie in der Gefäß- und Herzchirurgie. Herausgegeben von O. H. Just und M. Zindler

21 Die Hirndurchblutung unter Neuroleptanaesthesie. Von H. Kreuscher

22 Ateminsuffizienz. Von H. L'Allemand

23 Die Geschichte der chirurgischen Anaesthesie. Von Thomas E. Keys

24 Ventilation und Atemmechanik bei Säuglingen und Kleinkindern unter Narkosebedingungen. Von J. Wawersik

25 Morphinartige Analgetica und ihre Antagonisten. Von Francis F. Foldes, Mark Swerdlow, and Ephraim S. Siker

26 Örtliche Betäubung: Kopf und Hals. Von Sir Robert R. Macintosh und M. Ostlere

27 Langzeitbeatmung. Von Ch. Lehmann

28 Die Wiederbelebung der Atmung. Von H. Nolte

29 Kontrolle der Ventilation in der Neugeborenen- und Säuglingsanaesthesie. Von U. Henneberg

30 Hypoxie. Herausgegeben von R. Frey, K. Lang, M. Halmágyi und G. Thews

31 Kohlenhydrate in der dringlichen Infusionstherapie. Herausgegeben von K. Lang, R. Frey und M. Halmágyi

32 Örtliche Betäubung: Abdominal-Chirurgie. Von Sir Robert M. Macintosh und R. Bryce-Smith

33 Planung, Organisation und Einrichtung von Intensivbehandlungseinheiten am Krankenhaus. Herausgegeben von H. W. Opderbecke

35 Die Störungen des Säure-Basen-Haushaltes. Herausgegeben von V. Feurstein

36 Anaesthesie und Nierenfunktion. Herausgegeben von V. Feurstein

37 Anaesthesiologie und Kohlenhydratstoffwechsel. Herausgegeben von V. Feurstein

38 Respiratorbeatmung und Oberflächenspannung in der Lunge. Von H. Benzer

39 Die nasotracheale Intubation. Von M. Körner

40 Ketamine. Herausgegeben von H. Kreuscher

41 Über das Verhalten von Ventilation, Gasaustausch und Kreislauf bei Patienten mit normalem und gestörtem Gasaustausch unter künstlicher Totraumvergrößerung. Von O. Giebel

43 Die Klinik des Wundstarrkrampfes im Lichte neuzeitlicher Behandlungsmethoden. Von K. Eyrich

45 Vergiftungen: Erkennung, Verhütung und Behandlung. Herausgegeben von R. Frey, M. Halmágyi, K. Lang und P. Oettel

46 Veränderungen des Wasser- und Elektrolythaushaltes durch Osmotherapeutika. Von M. Halmágyi

47 Anaesthesie in extremen Altersklassen. Herausgegeben von K. Hutschenreuter, K. Bihler und P. Fritsche
48 Intensivtherapie bei Kreislaufversagen. Herausgegeben von S. Effert und K. Wiemers
49 Intensivtherapie beim akuten Nierenversagen. Herausgegeben von E. Buchborn und O. Heidenreich
50 Intensivtherapie beim septischen Schock. Herausgegeben von F. W. Ahnefeld und M. Halmágyi
51 Prämedikationseffekte auf Bronchialwiderstand und Atmung. Von L. Stöcker
52 Die Bedeutung der adrenergen Blockade für den haemorrhagischen Schock. Von G. Zierott
53 Nomogramme zum Säure-Basen-Status des Blutes und zum Atemgastransport. Herausgegeben von G. Thews
54 Der Vena Cava-Katheter. Von C. Burri und D. Gasser
55 Intensivbehandlung und ihre Grenzen. Herausgegeben von K. Hutschenreuter und K. Wiemers
56 Anaesthesie bei Eingriffen an endokrinen Organen und bei Herzrhythmusstörungen. Herausgegeben von K. Hutschenreuter und M. Zindler
57 Das Ultrakurznarkoticum. Methohexital. Herausgegeben von Ch. Lehmann
58 Stoffwechsel. Pathophysiologische Grundlagen der Intensivtherapie. Herausgegeben von K. Lang, R. Frey und M. Halmágyi
59 Anaesthesia Equipment. By P. Schreiber
60 Homoiostase. Wiederherstellung und Aufrechterhaltung. Herausgegeben von F. W. Ahnefeld und M. Halmágyi
61 Essays on Future Trends in Anaesthesia. By A. Boba
62 Respiratorischer Flüssigkeits-Wärmeverlust des Säuglings und Kleinkindes bei künstlicher Beatmung. Von W. Dick
63 Kreislaufwirkungen von nicht depolarisierenden Muskelrelaxantien. Von H. Schaer
64 Sauerstoffüberdruckbehandlung. Probleme und Anwendung. Herausgegeben von I. Podlesch
65 Der Wasser- und Elektrolythaushalt des Kranken. Von H. Baur
66 Überlebens- und Wiederbelebungszeit des Herzens. Von P. G. Spieckermann
67 Energiebedarf und Sauerstoffversorgung des Herzens in Narkose. Von D. Kettler
68 Anaesthesie mit Gamma-Hydroxibuttersäure. Herausgegeben von W. Bushart und P. Rittmeyer
69 Ketamin. Neue Ergebnisse in Forschung und Klinik. Herausgegeben von M. Gemperle, H. Kreuscher und D. Langrehr
70 Die Sekretionsleistung des Nebennierenmarks unter dem Einfluß von Narkotica und Muskelrelaxatien. Von M. Göthert
71 Anaesthesie und Wiederbelebung bei Säuglingen und Kleinkindern. Herausgegeben von F. W. Ahnefeld und M. Halmágyi
72 Therapie lebensbedrohlicher Zustände bei Säuglingen und Kleinkindern. Herausgegeben von R. Frey, M. Halmágyi und K. Lang
73 Diagnostische und therapeutische Nervenblockaden. Herausgegeben von R. Frey, M. Halmágyi und H. Nolte
74 Intravenöse Narkose mit Propanidid. Herausgegeben von M. Zindler, H. Yamamura und W. Wirth
75 Anesthetic Management of Endocrine Disease. By T. Oyama
76 Diagnostik der Narkose- und Operationsfähigkeit. Herausgegeben von H. Kronschwitz und P. Lawin
77 Herzrhythmus und Anaesthesie. Herausge geben von H. Nolte und J. Wurster
78 Biotelemetrie — Angewandte biomedizini sche Technik. Von H. Hutten
79 Coronardurchblutung und Energieumstz des menschlichen Herzens unter verschedenen Anaesthetica. Von H. Sonntag
80 Anaesthesie. Atmung — Kreislauf. Heraus gegeben von M. Gemperle, G. Hossli und B. Tschirren
81 Wechselwirkungen von Trometamol. Von H. Helwig
82 Engström-Respirator. Herausgegeben von G. Kalff und P. Herzog
83 Anaesthesie im Alter. Herausgegeben von F. W. Ahnefeld und M. Halmágyi
84 Ethrane. Edited by P. Lawin and R. Beer
85 Blutersatz durch stromafreie Hämoglobinlösung. Von J. M. Unseld
86 Intensivtherapie im Alter. Herausgegeben von K. Lang, R. Frey und M. Halmágyi
87 Notfallversorgung in der Gynäkologie und Geburtshilfe. Herausgegeben von F. W. Ahnefeld und M. Italmágyi